On Call Procedures
值班医生操作规范手册

(第2版)

注 意

在这个领域的知识和最好的实践是不断变化着的。随着新的研究和经验拓宽我们的知识，医疗实践、处置以及药物治疗的改变可能会必要的或适当的。建议读者查看提供的最新信息：关于生产过程的特点或通过每种产品的制造厂的管理，去查证推荐剂量、配方、服用方法和服药间期，以及禁忌证。这是实践者的责任，依赖于他们自己关于患者的经验和知识来做出诊断、决定用药剂量和给予最好的治疗，以及采取所有适当的安全预防措施。至于涉及法律的范畴，由于使用本书包含的资料所引起的任何对人员或财产的损伤和（或）损坏，无论出版者还是作者均不承担任何责任。

出版者

On Call Procedures
值班医生操作规范手册

(第2版)

原　　著	Gregg A. Adams
	Stephen D. Bresnick
主　　译	韩亚安　张　杰
副 主 译	李世明　白若梅
主　　审	吴寿岭　张　朋
译校人员	（以姓氏笔画为序）

马宇杰　王任利　王建军　王燕云
白若梅　刘四清　刘俊江　许继波
李　生　张　杰　张　朋　李世明
吴寿岭　陈宝丽　杨尚波　陈素华
李晓岚　李桂玲　施继红　郭平选
崔永鹏　韩亚安　蒋晓忠

北京大学医学出版社

图书在版编目（CIP）数据

值班医生操作规范手册（第2版）／（美）亚当斯，（美）布雷斯尼克著；韩亚安，张杰译. —北京：北京大学医学出版社，2008
（值班医生掌中宝系列丛书）
书名原文：On Call Procedures
ISBN 978-7-81116-360-5

Ⅰ. 值… Ⅱ. ①亚…②布…③韩…④张… Ⅲ. 疾病—诊疗—手册 Ⅳ. R4-62

中国版本图书馆 CIP 数据核字（2007）第 163645 号

On Call Procedures, 2nd ed.
Gregg A. Adams, Stephen D. Bresnick
ISBN-13：978-1-4160-2444-6
ISBN-10：1-4160-2444-1
Copyright © 2006, by Saunders, an imprint of Elsevier Inc.

Authorized Simplified Chinese translation from English language edition published by the Proprietor.
978-981-259-797-7
981-259-797-2

Elsevier (Singapore) Pte Ltd.
3 Killiney Road, #08-01 Winsland House I, Singapore 239519
Tel：(65) 6349-0200, Fax：(65) 6733-1817
First Published 2007
2007 年初版

Simplifed Chinese translation Copyright © 2007 by Elsevier (Singapore) Pte Ltd and Peking University Medical Press. All rights reserved.

Published in China by Peking University Medical Press under special agreement with Elsevier (Singapore) Pte. Ltd. This edition in authorized for sale in China only, excluding Hong Kong SAR and Taiwan. Unauthorized export of this edition is a violation of the Copyright Act. Violation of this Law is subject to Civil and Criminal Penalties.

本书简体中文版由北京大学医学出版社与 Elsevier (Singapore) Pte Ltd. 在中国境内（不包括香港特别行政区及台湾）协议出版。本版仅限在中国境内（不包括香港特别行政区及台湾）出版及标价销售。未经许可之出口，视为违反著作权法，将受法律之制裁。

北京市版权局著作权合同登记号：图字：01-2006-6933

值班医生操作规范手册

主　　译：韩亚安　张　杰
出版发行：北京大学医学出版社（电话：010-82802230）
地　　址：(100191) 北京市海淀区学院路38号　北京大学医学部院内
网　　址：http://www.pumpress.com.cn
E-mail：booksale@bjmu.edu.cn
印　　刷：北京瑞达方舟印务有限公司
经　　销：新华书店
责任编辑：王凤廷　洪 雪　　责任校对：杜 悦　　责任印制：郭桂兰
开　　本：889mm×1194mm　1/32　　印张：10.5　　字数：268千字
版　　次：2009年1月第1版　2010年1月第2次印刷
书　　号：ISBN 978-7-81116-360-5
定　　价：39.80 元

版权所有，违者必究
（凡属质量问题请与本社发行部联系退换）

《值班医生掌中宝》系列丛书编委会

主 任 委 员　吴寿岭　胡万宁
副主任委员　韩亚安　王建军　张　本
委　　　员　（以姓氏笔画为序）
　　　　　　马文有　王东江　王玉珍　王希柱
　　　　　　王秀艳　牛建清　刘子红　刘劲光
　　　　　　邢爱君　许继波　张　杰　李东青
　　　　　　李宏芬　宋志新　林黎明　郝梦辉
　　　　　　袁宝军　高景利　崔永鹏　韩艳华
　　　　　　蒋晓忠

译者前言

医学发展日新月异，医学知识浩瀚如海。作为刚刚步入临床的医生有时会感到有些迷茫，临床上遇到问题，尤其是夜间需要进行操作的诊疗项目，会感到压力和紧张。本书作者以简练的语言、详实的内容、格式化的笔风把临床上常用的操作技能汇编成册，给人以耳目一新的感觉。本书著者的切入点为实用性和经验性，是初入临床的医生、进修医生和实习生不可多得的工具用书。对高年资专科医师进行非本专业的技术操作也有一定的帮助。

虽然我们已竭尽全力争取译好此书，但限于能力和水平，书中仍可能有不妥甚至错误之处，敬请各位同道指正。另外，此书由国外临床专家编写，有些观点在我国临床实践中还有待商榷。如：书中提到必要时需患者签署同意书，而目前我国卫生部已明确规定所有"有创"检查和治疗均需患者或家属签署同意书。希望广大读者能够兼收并蓄地阅读本书。读后若能对您的临床工作有点滴帮助和启迪，我们将备感欣慰。

韩亚安　张　杰

著者前言

《值班医生操作规范手册》第 2 版重点阐述了最安全有效的操作方法。超声引导下穿刺引流的方法在临床上应用逐年增加,有条件的情况下推荐采用此项技术。此外,诊断性腹腔灌洗的临床应用正在逐渐被认可,为此专门安排一章进行阐述。全书力求清晰连贯。为了便于读者记忆,编者对每项操作都采用相同的格式进行描述。

住院患者的诊治过程需要多种专业知识的积累和应用,并且要求融会贯通,要把相关的药理学、解剖学及病理生理学与每位患者的病情结合起来综合考虑。每一个治疗方案,不管构思多么完美,都必须根据患者的病情、药物之间的相互作用及操作可能引起的并发症进行必要的调整。

医疗器械复杂多样。治疗包括对患者的宣教、药物治疗、外科干预及其他措施。一位患者的诊疗过程需要许多具有特殊专业知识和技能的人员共同参与。多个专业联合诊疗的方式在白天是可行的,但夜间值班医师却很少能有这样的机会。

通常,患者的处理需要进行有创性诊疗操作。为确保患者得到有效的治疗,需迅速及时地进行这些操作。许多操作说起来容易做起来难,为安全起见,需反复学习和实践。

《值班医生操作规范手册》第 2 版旨在为夜间需要对患者进行操作的值班医师和进修医师提供帮助。本书列出了内、外科各种操作的适应证和具体操作步骤,也阐述了这些操作中遇到的一些常见并发症和问题。本书的再版为安全有效的应用这些技术提供简明扼要的指导和帮助。虽然查房时有主治医师的指导,操作时有总住院医师督导,但本书能为读者应对各种紧急情况提供信息支持,增强操作者的自信心。

Gregg A. Adams

Stephen D. Bresnick

本书的结构

本书分为几个基本操作单元,包括总论、气道的管理、血管内入路、动脉置管与设备、中心静脉置管与设备、腹部操作、胃肠置管、神经系统操作、胸部操作、泌尿系统操作,局部麻醉与神经阻滞和矫形夹板固定术。每项操作都独立成章。本书还专设章节对无菌术和塞尔丁格(Seldinger)技术进行了讨论。若操作有两种以上解剖入路者,将分别予以阐述,并指出各自的优势、风险和解剖部位的异同点。为了方便记忆每章都列出标题进行阐述。

适应证:列出每项操作的适应证

禁忌证:列出每项操作的禁忌证。尽管有禁忌证,但在极特殊情况下也必须进行操作。所以不要把禁忌证绝对化。

注意事项:所列出的注意事项内容,即为相对禁忌证。遇到此类情况,做此项操作前要三思而后行。在操作前需认真考虑可能出现的特殊后果或问题,一定要把可能出现的问题和同事们或总住院医师进行讨论,并制定出相应的对策。

所需器材:列出了每项操作所需的器材及物品。许多操作都有特备成套的专用包,推荐使用此类器材。若没有操作专用包,就需分别把所需设备集中在一起。有些专用包具有一种以上类型的工具(如 Swan-Ganz 导管)。如果是这种情况在操作前需要征求总住院医师的意见。除了必备的工具外,在这部分里还列出了应急设备(吸引器、脉搏血氧监测仪等)。

解剖和入路:操作局部的解剖内容和解剖上的危险点,在相关章节进行了阐述。如果有一种以上入路进行操作,则包括每种操作的利弊在内的所有内容都将进行讨论。

方法:每项操作的具体步骤就是每章的核心内容。每项操作都从患者体位、麻醉的类型及备皮开始论述,然后是操作的要领，特别指出了操作技术的关键点。在操作完成后，为了确保穿刺和置管的安全提出了一些建议，穿刺或置管后要加强监护，做一些必要的检测试验，必要时派专人负责。需要强调的是必须认真记录整个操作过程。

并发症和问题：这部分阐述每项操作的危险和经常遇到的问题，也包括解决这些问题的办法。

拔管：在一些章节中，阐述了拔管的方法和注意事项。

常用缩写

ABCs	气道、呼吸、循环（评价危重患者的第一步）
ABG	动脉血气
ACE	血管紧张素转换酶
AF	心房纤颤
AIDS	获得性免疫缺陷综合征
ant	前的
Ao	主动脉
AP	前后位（拍照胸片的体位）
AV	房室的
AZT	齐多夫定
B	双侧
BID	2次/日
BP	血压
bpm	次/分
BS	呼吸音
℃	摄氏度
C&S	培养和敏感度
Ca^{2+}	钙离子
CBC	全血细胞计数
cc	立方厘米（毫升）
CCU	重症监护病房
CHF	充血性心力衰竭
Cl^-	氯离子
cm	厘米
cmH_2O	厘米水柱
CNS	中枢神经系统

CO_2	二氧化碳
COPD	慢性阻塞性肺疾病
CPB	心肺分流术（体外循环）
CPP	颅内灌注压（平均动脉压-颅内压）
CPR	心肺复苏
CT	计算机 X 线体层摄影
CVA	脑血管事件（卒中）
CVP	中心静脉压
CXR	胸部 X 线
DBP	舒张压
DIC	弥散性血管内凝血
DVT	深静脉血栓
Dx	诊断
ECG	心电图
EMD	电机械分离（无脉的电活动）
ET	气管内的
°F	华氏度
Fio_2	吸入气中的氧分压
Fr	号（法制标度；1 号约为 0.33 mm）
g	克
GI	胃肠道
Hb	血红蛋白
HCO_3	碳酸氢根
Hct	血细胞比容
HIV	人类免疫缺陷病毒
HR	心率
HTN	高血压
Hx	病史
IABP	主动脉内球囊反搏
ICP	颅内压
ICU	加强监护病房
IJ	颈内静脉

IM	肌内
Inf	下面
I/O	出入量测定
IP	腹膜内的
IU	国际单位
IV	静脉内（静脉注射）
IVC	下腔静脉
J	焦耳
JVD	颈静脉怒张
K^+	钾离子
kg	千克
KUB	肾、输尿管、膀胱、一个放射腹平片所见
l	左边
L	升
lat	侧面的
LDH	乳酸脱氢酶
LP	腰穿（腰椎穿刺）
LR	乳酸盐林格溶液
MAP	平均动脉压
med	中层
mEq	毫克当量
mg	毫克
μg	微克
Mg^{2+}	镁离子
MI	心肌梗死
ml	毫升
mm	毫米
mm^3	立方毫米
mmHg	毫米汞柱
mmol	毫摩尔
mOsm	毫渗当量
MRI	磁共振成像

MSO$_4$	硫酸吗啡
Na$^+$	钠离子
NAVELS	神经-动脉-静脉-间隙-淋巴管-耻骨联合
NG	鼻胃的
NPO	非口服、没有经过口
NS	生理盐水
NSAID	非甾体类抗炎药
O$_2$	氧气
OR	手术室
P	脉率
PA	后前位（拍照胸片体位）
PAC	房性期前收缩
P[A-a]O$_2$	肺泡-动脉氧分压梯度
PAo$_2$	肺泡氧分压
Pao$_2$	动脉氧分压
PAR	"操作步骤、替代方法、风险"用于外科手术的告知同意书
Pco$_2$	二氧化碳分压
PCWP	肺毛细血管楔压
PEA	无脉的电活动（电机械分离）
pH	氢离子浓度的负对数
PICC	经外周中心静脉插管
plt	血小板计数
PO	口服、经口
post	后面的
PR	经直肠
PRN	必要时、需要时
PSVT	阵发性室上性心动过速
PT	凝血酶原时间
PTT	部分促凝血酶原激酶时间
PVC	室性期前收缩
PVR	肺血管阻力

QD	每天
QHS	就寝时
QID	4 次/日
R	右边
RBC	红细胞
resp	呼吸的
RN	注册护士
R/O	排除
RR	呼吸频率
Rx	处方、药方
Sao_2	动脉血氧饱和度
SBP	收缩压
SL	舌下的
SLE	系统性红斑狼疮
SOB	呼吸短促
SQ	皮下的
sup	在上的、较高的
SV	心搏量
SVC	上腔静脉
Svo_2	静脉血氧饱和度
SVR	全身血管阻力
T	体温
TB	结核病
TCP	经皮起搏
TID	3 次/日
tPA	组织纤溶酶原激活剂
TPN	全胃肠外营养
TPVR	总的外周血管阻力
Tx	治疗
UA	尿液分析
UO	尿量
US	超声

VC	腔静脉
VF	心室纤颤
VS	生命体征
VT	室性心动过速
WBC	白细胞
Wt	体重

目　录

总论

1. 医疗操作的必要性 …………………………………… (3)
2. 操作记录 ……………………………………………… (4)
3. 体液暴露的危险 ……………………………………… (5)
4. 清醒镇静 ……………………………………………… (8)
5. 无菌技术 ……………………………………………… (14)

操作——气道管理

6. 面罩通气：口鼻气道 ………………………………… (19)
7. 经口气管插管 ………………………………………… (26)
8. 环甲膜切开术 ………………………………………… (38)
9. 紧急气管切开术 ……………………………………… (44)

血管内入路

10. 塞尔丁格(Seldinger)技术 ………………………… (53)
11. 经导丝更换导管 …………………………………… (60)
12. 血管切开入路 ……………………………………… (65)

动脉置管与设备

13. 外周动脉置管 ……………………………………… (75)
14. 塞尔丁格法股动脉置管 …………………………… (82)
15. 主动脉内球囊反搏 ………………………………… (88)

中心静脉置管与设备

16. 锁骨下静脉置管入路 ……………………………… (99)

17 颈内静脉置管入路 …………………………………… (109)
18 股静脉置管入路 ……………………………………… (119)
19 放置 Swan-Ganz 导管 ………………………………… (125)
20 长臂或经皮外周置入中心静脉导管 ………………… (132)
21 外周静脉置管 ………………………………………… (138)

腹部操作

22 腹腔穿刺术 …………………………………………… (145)
23 诊断性腹腔灌洗 ……………………………………… (152)
24 腹膜透析置管 ………………………………………… (158)

胃肠置管

25 鼻胃置管 ……………………………………………… (169)
26 肠内营养管 …………………………………………… (175)
27 更换胃造瘘管 ………………………………………… (179)
28 三腔二囊管(Sengstaken-Blakemore Tubes) ………… (181)

神经系统操作

29 腰椎穿刺术 …………………………………………… (189)

胸部操作

30 胸廓造瘘置管术 ……………………………………… (199)
31 胸膜腔穿刺术 ………………………………………… (213)
32 急诊心包穿刺术 ……………………………………… (218)

泌尿系统操作

33 经尿道导尿术 ………………………………………… (225)
34 耻骨上穿刺导尿术 …………………………………… (231)

局部麻醉与神经阻滞

35 局部麻醉与神经阻滞 ………………………………… (239)

矫形操作

36　夹板固定法 ……………………………………（255）

附录

附录 A　阅读 X 线片和心电图 ……………………（265）
附录 B　常用药物的专利商标名称 …………………（271）
值班医生处方一览表 …………………………………（274）

总 论

医疗操作的必要性

医疗技术的进步使直接监测或调控众多的器官系统成为可能。为了达到此目的，经常需要进行有创性操作来置管、引流液体或方便监测。通常把学习这些操作归属于"在职训练"，但却多在晚上值班时操作。很多教程是口头教学，不在患者身上进行演练而是在尸体上操作，这样教学既简单又安全。但对值班医生来说不可避免的都要首次尝试在一位有呼吸和生命力的患者身上进行操作。除了充分的准备和他人有效的帮助之外，没有什么能减轻操作者当时的焦虑和紧张。

任何有创性操作都各有利弊，相关的知识有助于评估这些操作的得与失。为了安全地应用这些技术，必须熟知导管置入的方法和监护的内容，并能处理在放置和使用过程中出现的潜在并发症。

大多数有创性操作实施之前需征得患者的同意。必须由熟知操作风险和并发症的医务人员向患者解释操作过程。在给予镇静剂前，应让患者签署知情同意书并保存在医疗记录中。

本书的重点之一是强调了操作的安全性，对术者和患者均一视同仁。强调了几个关键点，包括无菌术、个人防护设备（包括眼的防护）和遵守各项操作规程。

医生值班时通常紧张而忙碌。晚上值班遇到问题时，可请教的人员更少，且常无时间学习新的或不经常用的操作。但是患者会得益于一个有能力实施挽救生命或诊治操作的小组成员迅速有效的行动。

同所有的技术一样，本书中所描述的各种操作也需要通过实践来熟练。医务人员可以按照本书中所描述的步骤去做，也可对这些操作进行改良。即使是最有经验的术者也可以从定期的解剖学复习中受益。

（马宇杰译　吴寿岭校）

2 操作记录

医学文件不仅是医学法律的产物,也是医护人员之间交流的基本方式。接受有创性操作的患者经常接受不同医疗组的诊治。所有有创性操作必须在病历中详细记录。表 2-1 列出操作记录的主要内容。一定要列出操作适应证和必要时患者签署的知情同意书,记录使用的药物和进行的监测。另外,工整地签上自己的名字,并在签名后注明联系方式。医学文书一定要清楚明了,尤其是需要别人随访患者,管理各种管路,拆线。如果使用恰当,示意图有助于说明解剖学问题。

表 2-1 操作记录举例

适应证	左侧恶性胸腔积液
操作	放置左胸腔引流管
术者	Bresnick 医生
助手	Adams 医生
镇静剂	咪达唑仑 2 mg 静脉注射,硫酸吗啡 5 mg 静脉注射
麻醉剂	1%利多卡因 5 mg 皮下注射
监测	持续脉搏血氧监测,鼻导管吸氧 2 L/分
操作记录	经套管针放置 28 号直胸导管于腋中线第 4 肋间至后基底部,引流 500 ml 浅黄色液体;吸引压力 20 cm H_2O
培养	革兰染色,需氧和厌氧菌培养,抗酸杆菌和真菌培养
特殊检查	细胞计数和分类,细胞涂片,LDH 和蛋白
失血	5 ml
胸部 X 线(CXR)	置管位置良好,无气胸迹象
并发症	无,患者耐受良好
随访	我们将与全科医生联系,如有指征将行化学胸膜固定术
签名	切记在记录上签名并写上日期,说明操作的时间,并且包括你的联系方式

(马宇杰译 张朋校)

3

体液暴露的危险

医学操作有自身的危险。暴露于血液和产生分泌物的疾病危险性最大,对此应始终保持高度警惕。特别是人类免疫缺陷病毒和肝炎病毒,虽然由感染者传播给健康医护人员的机会并不多,但却始终是实实在在的危险。预防措施必须常备不懈,特别是对那些无第一手资料的患者更应该采取预防措施(表3-1)。

如果发生血液接触,按医院关于有意义的血源性暴露的规定进行处理。要知道需要时向哪个部门求助,还要确保自己的破伤风和乙肝疫苗的预防接种是有效的(表3-2)。

表3-1　防治艾滋病病毒传播的一般预防措施

一般的预防措施

病史和体检并不能诊断所有感染艾滋病病毒(HIV)或其他血源性病原菌的患者,因此所有的患者均应采取血液和体液的预防措施。特别是在急救时,血液暴露的危险性增大,而且对患者的感染情况一无所知。

1. 当预测可能暴露于血液、含血液的体液或其他需要采取一般预防措施的体液时,要采用适当的屏障保护以便防止皮肤和黏膜的暴露。当接触血液或体液、黏膜或有皮肤缺损的患者,用手处理含血体液的物品或表面污物,进行静脉穿刺和其他导管介入操作时需戴手套。每接触一个患者更换一次手套,不可重复使用。在极有可能产生小血滴或其他体液飞沫的操作中,操作者需戴上面罩,防止因口、鼻、眼黏膜暴露被感染以保护眼睛和面部。在有可能产生体液或血液飞溅的操作过程中,操作者需穿上隔离服。

2. 手和皮肤表面被血液、含血体液或其他体液污染后,立即彻底清洗,这是最基本的防护要求。摘手套后立即洗手。

3. 当用针、外科手术刀及其他锋利的器械时,或操作后处理和清洗这些锋利的器械时,注意防止受伤。不要用手收集、整理使用过的一次性注射器及针头。用过的一次性注射器及针头、手术刀片和其他锐器应该分别放置在耐损的一次性容器中。这些容器应放置在靠近操作的区域。

续表

4. 尽管艾滋病的传播途径没有提及到唾液，但在经常进行心肺复苏的场所配备人工呼吸必要的设备如面罩、复苏包或其他的通气设施以最大地减少紧急的口对口人工呼吸的需要。

5. 有皮肤损伤渗出和渗出性皮炎的医护人员在身体康复前，应避免直接与患者及患者用过的设备接触。

一般的预防措施着重于防护，而不是取代现行的日常感染控制措施，如洗手和用手套来防止手部微生物的感染。另外，常规防护措施也并不能取代对特殊病原菌的隔离要求，如肺结核患者感染性腹泻的预防。一般的预防措施也无意于改变那些当地政府制定的已经过时的管理程序。

适用于一般措施的体液

一般的预防措施适用于血液和其他含有明显血液的体液。在职业环境下，血液是唯一最重要的艾滋病、乙肝、丙肝和其他血源性病原菌的来源。一般的预防措施也适用于组织、精液、阴道分泌物和下列体液：脑脊液、滑膜液、胸腔积液、腹水和羊水。

一般的预防措施不适用于粪便、鼻腔分泌物、痰液、汗液、泪液、尿液和呕吐物，除非其含有明显的血液。尽管医护人员在经常接触乳汁的情况下戴手套，但一般的预防措施也不适用于接触人类乳汁的情况。另外，一般的预防措施不适用于唾液。在喂食患者，擦拭患者皮肤上的唾液时不用戴手套。但建议在牙科采用特殊的预防措施，因为在牙科操作中含血唾液的污染是肯定存在的。上述体液和器械传播艾滋病毒、乙肝、丙肝病毒的危险性是很低的。

穿刺时戴手套防护

在穿刺（获取血液标本）过程中，戴手套能有效地减少手被血液污染，但不能预防针或其他锋利器械引起的刺伤。在一般的预防措施中，血液被假定为潜在的血源性病原菌传染源。在一些血源性病原菌非常少的场所（例如：志愿献血中心），一些机构放松了对熟练的医护人员穿刺时戴手套的要求。他们认为，并非所有的常规穿刺都需要戴手套。应该定期的重新评估那些机构的规章制度，应向操作者提供手套。另外，应遵循下列指南：

1. 如果有皮肤砍伤，抓伤或破损，穿刺操作时应戴手套。
2. 在可能发生血液污染的情况下戴手套，例如在为不合作的患者进行穿刺操作时。
3. 对婴儿、儿童进行手指或足跟部进行操作时应戴手套。
4. 在培训其他人员穿刺时应戴手套。

（引自：Rubin RH，HIV and AIDS；Dale DC，Federman DD，Infectious Disease，ACP Medicine，WebMD，New York，1990.）

3·体液暴露的危险

表 3-2 血液或体液暴露后的紧急处理（不要耽搁）

1. 立即清洗暴露部位。对于皮肤暴露部位用清洁剂和水或 1∶10 漂白液冲洗。对于眼睛和其他的黏膜用盐水或水冲洗。应清洗 5 分钟
2. 将器械保留在专用的容器中以备进一步检测
3. 向监管者咨询，单位中一定有专门的应急预案
4. 很可能需要抽取术者和患者的血液进行血清学检查
5. 确认术者的破伤风和乙肝疫苗的预防接种在有效期内
6. 一些单位推荐进行预防性抗逆转录病毒治疗

关于最新的血源性病原体暴露后的处理信息，访问 http://www.cdc.gov/mmwr/preview/mmwrhtml/rr5011a1.htm

（马宇杰译　韩亚安校）

4

清醒镇静

在患者清醒和警觉的情况下，对其实行有创操作，可能会使患者痛苦和焦虑。因此，对那些病情比较稳定的患者（即血压和呼吸频率都很稳定，足以耐受药物的影响），在实施一次会引起患者痛苦的操作前，给一些镇静剂是合情合理的。在这些情况下，监测患者的生命体征（VS）是必不可少的，因为许多镇静药物对心血管和呼吸系统有抑制作用。镇静的主要目的是让患者感到舒适和安全。在这一章节中我们将对镇静疗法的适应证、相关技术和并发症进行讨论。

适应证

最好在进行容易引起焦虑或痛苦的操作时使用镇静剂，且常与局部麻醉药物合用。例如，为一个清醒、警觉且病情平稳的患者放置胸腔引流管时，患者会感到非常不适，当操作时最好给予镇静剂。另外，对于病情极不稳定，面临死亡的张力性气胸患者，应尽可能快的放置胸腔引流管，可仅使用局部麻醉药。对于一个病情不稳定的患者，时间就是生命，患者的身体状况不能承受进一步的抑制。因此，在进行任何操作时，对镇静所带来的益处及其危险性，孰轻孰重都必须加以考虑。

正确使用镇静疗法是人道的，也将受到患者的欢迎。在安全的前提下，应该考虑与局部麻醉药物合用，再加上很好的监测，你就会对本章节所阐述的技术充满自信。现在许多医院都制定了相关的制度，规定了在镇静期间的监护内容。

但要记住，在实施镇静前一定要获得患者知情同意书。

禁忌证

为了确保清醒镇静的安全，下列几种情况不要使用清醒镇静。

1. 低血压、呼吸抑制，或生命体征不稳定的患者。
2. 不合作的患者。
3. 保护反射迟钝的患者。
4. 对镇静类药物过敏或敏感的患者。
5. 不能进行有效监测，无静脉液路的患者。
6. 无拮抗剂时（如盐酸纳洛酮）。
7. 已进食的患者。

注意事项

对镇静剂的主要副作用始终要保持警惕。

1. 呼吸抑制。
2. 气道梗阻。
3. 吸入异物。
4. 心血管系统抑制。
5. 未预料到的药物反应（异常的兴奋，过敏反应）。

对于特殊患者，需要进一步调整镇静药物的用量。如果有可能，获取以前使用镇静剂出现过问题的病史。在决定药物剂量和判断患者耐受程度时，应考虑下列内容：

1. 患者年龄

年龄偏大的患者器官系统储备能力低，镇静剂减量。

2. 手术前焦虑程度

非常焦虑的患者可能需要较大剂量的镇静剂，但镇静剂应逐渐加量。

3. 药物的互相作用

注意患者正在服用的一些药物可能干扰或影响镇静剂的作用。

4. 同时合并多种疾病

注意心血管和呼吸系统疾病，这些患者最好在手术室由麻醉科医生给予镇静剂。

所需器材

1. 建立通畅静脉通道，给予等渗液体（如生理盐水）。
2. 氧饱和度（SaO_2）监测仪。
3. 血压（BP）袖带或者用于监测血压的动脉通路。
4. 听诊器。
5. 可供使用的氧气、面罩和氧气管。
6. 适当的镇静剂和特异性的拮抗剂。
7. 掌握复苏设备的位置。
8. 吸引器。

方法

1. 熟悉并掌握有关清醒镇静疗法的规定和操作程序。
2. 回顾患者的病史。注意患者最近的生命体征情况，并全面了解患者对镇静剂和催眠剂的敏感性和过敏反应。
3. 给予镇静剂前要获得患者知情同意书。
4. 患者的临床评估。

a. 评估体重，身体状况和年龄，获取基础的精神状况。

b. 评价患者操作前的呼吸模式、频率、潮气量和气道通畅情况。

5. 操作前观测患者的生命体征。
6. 按照单位的指南请一位护士或医生来帮助监护患者。
7. 为患者放置好氧气管，连接并打开血氧饱和度监测仪。
8. 给予镇静剂之前，要确保氧饱和度在正常范围。
9. 选择合适的药物

a. 考虑是先用麻醉止痛药还是先用苯二氮䓬类药物。

b. 是选择短效药物还是选择长效药物。

c. 当麻醉止痛药与苯二氮䓬类药物合用时常有协同作用。

d. 咪达唑仑是一种理想的初始用镇静剂。它半衰期短，并有遗忘的作用，可能是唯一理想的镇静药物。开始剂量为 0.5 mg 静脉注入，然后以 0.5 mg 的剂量递增，直到达到理想的镇静效果。从小剂量开始是很重要的，因为一些患者对苯二氮䓬类药物很敏感。也可用其他苯二氮䓬类药物，但是他们的半衰期比较长（表4-1）。

e. 苯二氮䓬类药物可用亚镇静剂量，并与麻醉止痛药合用，这样做的优点在于既减轻了患者的焦虑情绪又缓解了疼痛。可试用下列药物其中的一种：

硫酸吗啡（静脉注射，以 1～2 mg 的剂量递增至 10 mg）；

哌替啶（杜冷丁，静脉注射，以 15～20 mg 的剂量递增至 100 mg）；

芬太尼（sublimaze 静脉注射，以 50～100 μg 的剂量递增至 500 μg）；

注意每种麻醉止痛药物的利与弊，要逐渐增量以达到疗效，不要超过最大剂量（表 4-2）。

表 4-1 常用的苯二氮䓬类镇静药

药物	剂量和持续时间
激动剂	
咪达唑仑（versed）	静脉注射，每次增加 0.5～1 mg，最大量 10 mg；持续时间 1～2 小时
安定（valium）	静脉注射，每次增加 1～2 mg，最大量 10 mg；持续时间 4～6 小时
拮抗剂	
氟马西尼（romazicon）	静脉注射 0.2 mg，注射时间应大于 15 秒；必要时每 60 秒重复给药 0.2 mg，最大剂量 1 mg

10. 镇静剂应缓慢增加剂量，逐步达到效果。

记住：

a. 较暗的房间有助于镇静，只要光线能满足操作要求，尽量调暗灯光。

b. 给予镇静剂时要与患者谈话。当患者语言变的含糊不清或者正常的血氧饱和度水平开始下降（100%降至 94%～95%）时，患者的镇静作用足以耐受操作。

11. 要准备拮抗剂以备急需。有数种对麻醉止痛药和苯二氮䓬类药物的拮抗剂供选用。

a. 麻醉止痛药拮抗剂：盐酸纳洛酮（0.2～2mg 静脉注射/肌内注射/皮下注射，每5分钟重复一次，最大量10mg）。

b. 苯二氮䓬类药拮抗剂：氟马西尼（romazicon）（静脉注射 0.2mg，注射时间应大于15秒；必要时每60秒重复给药0.2mg，最大剂量1mg）（表4-1和表4-2）。

表 4-2 镇静时常用的麻醉止痛剂

药物	剂量及持续时间
激动剂	
硫酸吗啡	0.1～0.2mg/kg，每次增加1～2mg，总量10mg；持续时间2～4小时
柠檬酸芬太尼（sublimaze）	2～3μg/kg，每次增加50～100μg，总量500μg；短时间内静脉注射；持续1～2小时
盐酸哌替啶（杜冷丁）	静脉注射每次增加25mg，总量100mg；持续时间2～4小时
拮抗剂	
盐酸纳洛酮（narcan）	0.2～2mg 静脉注射/肌内注射/皮下注射每5分钟一次，最大量10mg（因为硫酸吗啡作用时间比纳洛酮长，可能需要重复给药）

12. 给予镇静药后

a. 与患者保持语言联系。当患者对语言刺激反应迟钝时，可以不必再给患者镇静剂。要达到清醒镇静而非无意识的镇静。

b. 每5分钟检查一次生命体征和血氧饱和度，持续30分钟，然后根据需要而定。根据本单位的指南进行操作。通常要有记录操作和生命体征的记录单。

并发症/问题

1. 呼吸抑制

在使用镇静药期间，最常见和严重的并发症是呼吸抑制。

呼吸抑制主要是在整个操作过程中过度镇静造成的，但在操作完成后疼痛刺激消失而药物仍在起作用也可发生呼吸抑制。当出现上述情况时，最好用特异性拮抗剂进行治疗。必要时使用麻醉止痛药拮抗剂、苯二氮䓬类药拮抗剂或二者合用。确保气道通畅和足够的氧供。

2. 气道梗阻

在镇静过程中，可能发生气道阻塞。如果发生气道梗阻，应放弃操作。

应首先重新建立气道，然后按照前文描述的方法给予拮抗剂。

气道梗阻通常是由于镇静剂引起的舌和咽部的肌肉松弛造成的。舌根可能坠入咽后壁并阻塞气道。可以立即应用下颏上抬法来纠正舌后坠：将位置较低的下颌向前推，沿着下颌角/下颌支向前推。下颏上抬能减轻舌后坠。放置口咽通气道很有必要。如果需要，可应用面罩通气，也可气管插管。

3. 误吸

只有患者禁食 6 小时后方可进行清醒镇静。镇静能减弱患者对气道的控制力。呕吐的患者有误吸的危险。对呕吐的患者要用吸引器清理气道。

4. 低血压

很多镇静药可引起血管扩张，对药物敏感或者血容量不足的患者可能出现低血压。发生低血压时，应快速给予生理盐水（NS）并同时给予拮抗剂。上述处理对大多数患者有效，极少数病例需要使用强心剂。

（马宇杰译　韩亚安校）

5

无菌技术

在许多操作中，必须遵守无菌技术操作，放置长期静脉导管时更应如此。尽管大多数的无菌技术在手术室严格执行，但这里所描述的操作有时需在床旁进行，所以需要特别的细心和准备才能保持无菌状态。对无菌区的准备与保持，代表着一种技术，一旦掌握了这种技术，它又将成为我们的第二天性。对那些初到外科或不经常使用无菌技术的医务人员，这里有些告诫：

1. 环境准备

确保工作场所光线良好舒适。由于调整灯光或敷料的位置，无菌状态常被破坏。将床调整到一个合适的高度且放下床挡，如果需要，可以放置一把椅子。把这个区域中一些碍手碍脚的物品整理好，腾出空间。

2. 确保所有的设备处于备用状态

提前备好你所需要的器械和物品，把他们打开并放到容易拿到的地方。开始时需要计划，但不久后就会成为一种习惯。

3. 如果需要，可以有一个助手

在许多情况下都需要一个助手，但要保证这个助手熟悉无菌技术。如果需要资深的医生督导，要为督导者留有观察的空间。

4. 熟悉每一步操作

在戴手套之前，先在头脑中回顾一下整个操作过程，检查并确认每一步所需的设备都处于备用状态，尽量按照所需要的顺序排列好这些设备。

5. 告知患者哪里是即将使用的无菌区

指导患者不要接触到无菌区域。如果要在患者的眼睛或气道上暂时覆盖手术单时，一定要向患者解释清楚，消除其恐惧和疑虑。如果在操作过程中有些步骤会引起患者的不舒适或疼痛，要耐心解释，在进行引起疼痛的操作之前告知患者。比如当患者由于穿刺产生的疼痛刺激而跳起时，无菌状态常被破坏。

6. 患者体位

根据需要让患者摆放好体位，在操作开始前要确保帮助固定的物品（如毛巾卷）放在合适的位置。如果在患者的身体下面放一块纸垫或尿布，护士们会感激你，因为这样做可使床免受血及肥皂的污染。

7. 穿刺部位的准备

使用含有酒精或碘成分的消毒肥皂清洁穿刺区。用纱布或事先包好的棉签在消毒液中浸泡后用于消毒。以拟穿刺部位为中心，由内而外进行消毒，范围要大一些（要用清洁的纱布或棉签反复消毒三次）。如果需要，可以提前消毒一个以上区域。当首选区域被使用时，消毒的备用区域可以用手术单覆盖以保持无菌状态。

8. 佩带防护用具

戴上口罩和帽子，特别是当患者处于免疫力低下或长期使用有创性置管时。许多医院对防护服的要求都有规定。不要忘记保护眼睛。只要有被血液或其他体液污染的可能，都要采取常规的保护措施。

9. 用抗菌肥皂洗手

首先摘下戒指和首饰，然后用抗菌肥皂洗手 5 分钟。

10. 戴上无菌手套，穿上无菌衣

如果你不知道如何按无菌方式去做，应主动寻求帮助。

11. 用无菌巾覆盖无菌区域

确保无菌孔巾的孔恰好位于消毒好的皮肤上。无菌巾可事先已经开窗或由多块无菌巾组成一个孔巾，用布巾钳夹固定。

12. 如果没有绝对必要，千万不要在无菌区域内移动

一旦消毒完毕并且已经开始工作，要特别注意身体上的非无菌区（如肘、头发、腰部）。如果术前遗漏了某一设备或器械，可以请求他人帮助。

13. 工作迅速而仔细。

14. 如果无菌状态被破坏要及早承认

由时间的限制和虚荣心可能会诱使你忽略一个小的污染,但是如果出现并发症,患者康复所需的时间会比所省下来的时间长很多。

如果你认为无菌状态已破坏,不要犹豫,终止操作,重新洗手,重新铺无菌巾,重新开始。

不要将患者置于危险境地。

15. 导管固定后,操作方可结束

在去掉手术单之前要用胶布固定、缝扎或结扎固定导管。使用前甚至需要 X 线检查以评估导管的位置。在患者变化体位或 X 线检查时要防止放置好的导管移位。

16. 保护好无菌导管

穿刺部位用敷料包扎,必要时加用抗菌药膏。在撤除无菌巾之前确认所有连接点连接正常。

17. 如果需要重新放置导管,应重新消毒备皮、铺无菌巾

从第一步开始。如果必须重新置管,消毒备皮范围不能缩小。

18. 当完成操作后,清除无菌区域内的肥皂

所使用的肥皂常具有刺激性,清除刺激物可保护皮肤。

19. 要自己处理锐器

不要把这个工作留给护士或学生,因为只有你才知道各种锐器放在哪里。

(马宇杰译　张朋校)

操作——气道管理

以下四个章节将论述气道管理,该部分逐渐被更多的学者纳入有创性操作。各种不同情形,如呼吸困难、意识水平或神经机能下降等均需要气道保护。呼吸运动负责运送气体出入肺部,特别是将二氧化碳从肺内排出(通气)和把氧气运送到肺内(氧合)

6

面罩通气：口鼻气道

面罩通气

面罩通气是指用面罩辅助通气，是为患者通气最简便的方式。该方法相对简便快捷，几乎无创。气道管理的两个附属结构——口气道和鼻咽气道——也在本章阐述。论述的方法既可单独应用，又可与气管插管联合应用。

适应证

- 通气不足
- 低氧血症
- 呼吸停止

面罩通气是趋于呼吸衰竭的患者使用通气的第一步。

需要长期呼吸支持的患者在面罩通气后可行气管插管，而短期呼吸问题的患者单用面罩通气治疗即有效。

禁忌证

- 上呼吸道梗阻

梗阻会使面罩通气无效。

注意事项

1. 肥胖

肥胖的患者可能会有某种形式的上呼吸道梗阻。面颊和颈部的软组织块会使面罩通气非常困难。

2. 相关气道的感染

会厌炎、气管炎和肺炎引起气道易感性增强，产生咳嗽，支气管痉挛，甚至出现喉痉挛。

3. 面部外伤

面部骨折，如：上、下颌骨骨折可引起出血、肿胀、气道不稳定和梗阻。

4. 颈椎损伤

颈部外伤时颈部操作可能会损伤脊髓。

5. 颞颌关节（TMJ）综合征

颞颌关节综合征的患者可能会牙关紧闭，张口受限，甚至下颌关节僵硬。

6. 使用口气道可引起反胃和呕吐，导致误吸

只有在患者麻醉的状态下才能使用口气道，因为此时口气道不能刺激产生呕吐反射。

7. 面部毛发稠密

面部有大量毛发的患者会影响面罩与面部的密封性使面罩通气不良。

所需器材

1. 面罩

面罩由橡胶或塑料制成，有多种型号。成人有小型或中型面罩，儿童有新生儿、婴儿或儿童面罩。

2. 气囊

3. 氧气

4. 血氧饱和度监护仪

此仪器对监测血氧饱和度评价有效气体交换是至关重要的。

5. 吸引器和吸引管

解剖

对于多数患者来说鼻通气是吸气的主要来源，并可湿化吸入的气体（图6-1）。从鼻到软腭这部分气道称之为鼻咽。在鼻气道

梗阻或需要较大气流率的情况下（如运动时），就会出现经口呼吸。空气流入口腔进入口气道，即从门齿到舌根部。从鼻腔的后部到环状软骨称之为咽气道。

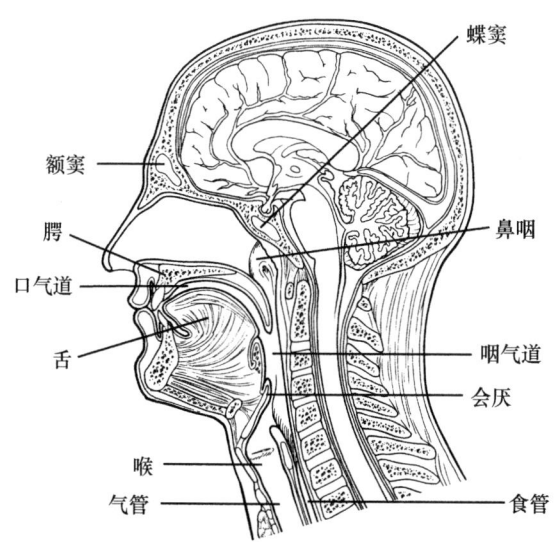

图 6-1 口气道和鼻气道的解剖示意图。(引自：Bresnick and Adams: On Call Procedures, 1st ed. Philadelphia, WB Saunders, 2000, p32, Fig. 8-1.)

无论气体经口气道还是鼻气道到达咽后壁，都必须经过舌根部和咽后壁。当舌根部后坠向咽后壁时，常出现气道梗阻。这种气道梗阻多见于仰卧位的患者。

气体由咽部到喉部必须经声带才能进入气管。声带和控制声带的肌肉痉挛就会引起喉痉挛，导致通过声带的气流减少。

方法

1. 尽量用一只手握住面罩

 a. 用拇指和示指向下对准口部推面罩，要松紧度合适（图 6-2）。

 b. 余下的三个手指应放在下颌骨的下缘，向上提拉。这些动作同时进行可使面罩密封严密,颌骨向前移。

c. 如果用一只手无法使面罩充分密封或颌骨向前移,可采用双手操作。此时需要一个助手帮助挤压气囊提供人工通气。

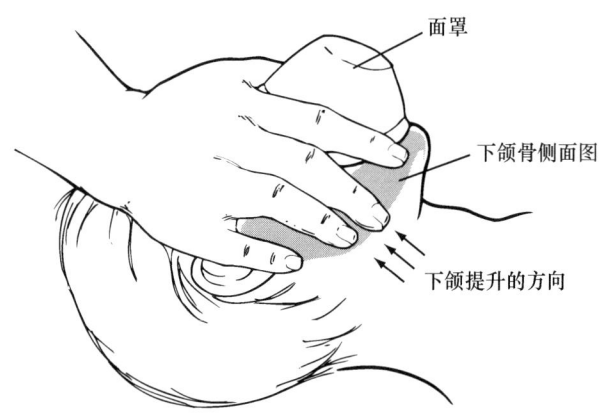

图 6-2 面罩通气法,一手握住面罩,用拇指和示指向下对准口部推面罩,必须松紧度适宜。(引自:Bresnick and Adams:On Call Procedures,1st ed. Philadelphia,WB Saunders,2000,p33,Fig. 8-2.)

2. 用足够的压力挤压气囊以使胸廓扩张

a. 观察胸廓的起伏情况,让助手听诊观察呼吸音,仔细察看血氧饱和度的变化。

b. 注意用力不要过度,以免引起肺的气压伤。

3. 以正常呼吸的频率挤压气囊

在两次呼吸之间要有充分的呼气。如果患者有自主呼吸,挤压气囊的次数应与患者的呼吸频率同步,这样有助于维持患者自身的呼吸模式。

并发症/问题

1. 不能充分通气

a. 面罩接触不良可引起漏气。要确保面罩大小合适。

b. 操作方法不当所致。要确保颌骨向前推,把舌对气道的阻塞降到最低。

c. 除外气道梗阻。舌体、异物、肥胖或其他原因均可引起气道梗阻。

2. 胃充气

a. 用面罩通气可能将气体挤入胃内。随着胃的扩张，向肺内通气越来越困难。对神志不清的患者应下鼻胃管抽出胃内气体，面部外伤的患者应下口胃管。

b. 有些患者胃充气可引起呕吐，要确保吸引设备处于备用状态。

口通气道

口通气道是一个硬质塑料制成的装置，形状像一个问号（图6-3A）。它中间是空的，可使气体通过。正确置入口腔时，口通气道跨过舌面，在舌根部向下。它向前压住舌根防止舌根后坠贴向咽后壁引起气道梗阻（图6-3B）。

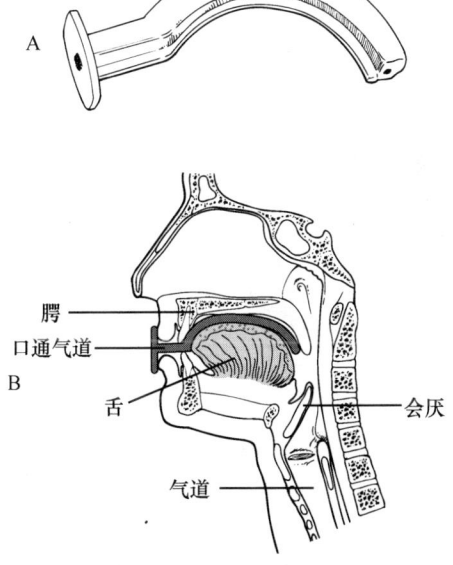

图6-3 A. 口通气道；B. 口通气道植入的位置。（引自：Bresnick and Adams: On Call Procedures, 1st ed. Philadelphia, WB Saunders, 2000, p34, Fig. 8-3.）

口通气道一般尖朝上面向腭骨插入口腔,当其到达咽后壁时轻轻旋转180度。硬质的口通气道只用于全身麻醉或神志不清的患者,这是因为它可引起呕吐反射或引起咳嗽、呕吐、喉痉挛,甚至支气管痉挛。

用于成年人的口通气道有3、4、5三种型号,对应的长度分别为80、90和100 mm。用于儿童的口通气道有0、1、2三种型号,对应长度分别为50、60和70 mm。

鼻咽通气道

鼻咽通气道是一个柔软的橡胶管,具有多种用途(图6-4A)。

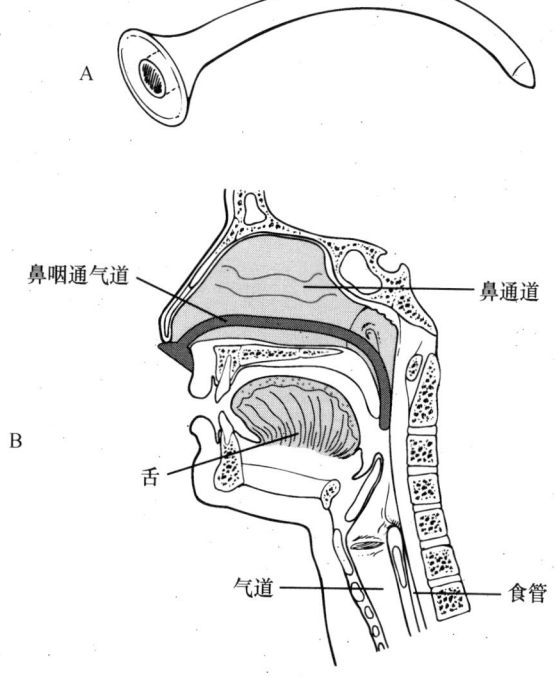

图6-4 A. 可曲性鼻咽通气道;B. 鼻咽通气道置入的位置。(引自:Bresnick and Adams: On Call Procedures, 1st ed. Philadelphia, WB Saunders, 2000, p35, Fig. 8-4.)

放置正确时，鼻咽通气道经过鼻咽向下朝向咽喉部。这种类型的通气道一般神志清醒的患者也容易耐受，不易引起呕吐反射（图6-4B）。

鼻通气道首先用2%利多卡因胶浆润滑，然后经一侧鼻孔进入鼻腔，继续向前推进把整个通气道送入鼻咽腔。通气道头端宜垂直面部插入，不要向上对着筛板。通气道的长度大致相当于鼻尖到外耳道口的距离。

成人鼻通气道以号数表示大小，与其外径和周长有关。常用的是28、30、32和34号。通气道尾端有一个外凸缘，可将其固定于上唇和颊部。当通气道对维持气流至关重要时，可将其缝在鼻中隔表皮处。

（陈宝丽译　张杰校）

7

经口气管插管

本章重点讨论经口气管内插管。经口气管插管是最常用的紧急气道管理方法，适用于不适宜面罩通气以及不能行面罩通气或需要长期呼吸支持的患者。此项操作需要熟悉咽部和喉部解剖，在直视声带下插管以确保置管准确到位，并且需要掌握操作技巧。如果术者缺乏气道管理经验，就需要经验丰富的人员进行现场督导。

适应证

1. 气道保护

气管内插管的导管，特别是带套囊的导管对于防止经气道误吸非常有效。

2. 维持开放性气道

对气道不稳定的危重患者实施气管插管维持气道开放以利于气体输送。

3. 使用正压通气

用面罩难以长期进行正压通气。面罩正压通气常引起胃内充气，难以实现持续通气。

4. 肺灌洗

肺灌洗不良和肺病患者如已实施气管插管，会从同步呼吸支持和深部吸引中获益。需要注意的是充分有力的咳嗽比吸引更有效，但气管内插管使患者丧失了有效咳嗽的能力。

5. 通过改变 FiO_2、呼气末正压通气（PEEP）和压力支持来维持和调控肺脏的氧合作用。

通过增加 FiO_2、平均气道压（MAP）或两者同时增加，提高肺泡毛细血管内的氧含量。通过气管内插管，使用呼吸机可以按预计浓度输送氧气，还可采用峰吸气压（PIP）和呼气末正压（PEEP）的操作模式增加平均气道压（MAP）。压力支持可减少患者随呼吸机呼吸的能量消耗。随着患者病情的改善，应逐渐减少呼吸机的使用。

禁忌证

1. 临床上不需要插管

如果不插管就能充分管理好气道，就没有必要进行气管插管。

插管具有一定的风险和潜在的并发症。例如：缺乏经验的医务人员可能会误将气管插管置入食管而不是气管。如果不能及时发现，这个失误可引起患者死亡。气管插管也可发生气道或牙齿的损伤，因此一定要在操作前评估对患者实施气管插管的必要性，确保利大于弊。

2. 不能进入口腔或广泛的口、咽部损伤

如果患者上下颌咬合在一起，例如：下颌骨或上颌骨骨折外科手术后就不能经口插管。广泛的口部外伤和出血、口腔狭窄、严重的颞下颌关节疾病以及由烧伤引起的口唇瘢痕等均使经口插管非常困难。在这些情况下，需要经鼻插管。经鼻插管需要麻醉师或有经验的人员进行帮助。经鼻插管有几个重要禁忌证，包括：凝血异常、严重的鼻腔疾病、颅底骨折和脑脊液渗漏。

3. 颈椎不稳定

在颈椎不稳定或外伤的情况下，颈部过伸可导致颈髓损伤。

如怀疑颈椎损伤，经鼻插管、纤维喉镜引导下插管或气管切开是最佳选择。

注意事项

1. 要全面掌握相关的气道解剖

这会使患者插管既安全又便捷。

2. 在操作过程中床旁备有氧气、球囊、面罩和吸引设备，以确保维持氧供和气道的可视性。

3. 床旁备有配备各式镜片的喉镜

气道解剖变化比较大,有时直镜片比弯镜片更容易观察会厌和声带,因此备有两种类型的镜片就可以从容应对各种特殊的情况。

4. 在床旁备有几个不同型号的气管插管

如果气管插管过细,则可出现管周漏气或肺灌洗困难。如果气管插管过粗,会发生喉和气管的创伤和缺血性损伤。

5. 如有可能,请一个助手帮助保持患者体位,必要时帮助从前面向下压环状软骨或帮助插管(如他比你更有经验)。对怀疑颈椎外伤者,在插管时应有人帮助固定颈椎。

所需器材

1. 氧气
2. 气囊-阀-面罩通气设备
3. 吸引器和吸引管
4. 经口吸引管头(Yankauer 管头)和柔软、可曲的吸引导管

经口吸引管头是硬质的,用于吸引口咽部分泌物。柔软可曲的导管用于插管后经气管插管吸引气管深处的分泌物。

5. 带有直视和可曲式镜片的喉镜

标准的喉镜是由可更换的镜片和灯泡组成,灯泡与电池手柄相连。当镜片充分伸展时,灯泡开始工作。镜片有弯曲式和直式两种。3 号弯曲式镜片最常用于成年患者。大多数术者开始就用弯曲镜片,但当开口受限或用弯曲镜片困难时,直视镜片更适合观察。

6. 气管内导管

需要不同大小的一系列导管。大多数用于成人的气管内导管在下端有一个充气袖囊。当袖囊充气适度时,在正压通气过程中起到密封作用,使气漏最小化。气管内导管的充气袖囊上还带有一个导引球囊,这个装置使术者在为袖囊充气时可以感觉到其张力的大小。图 7-1 是一个带袖囊的气管内导管图,表 7-1 是患者适宜导管大小的指南。

7·经口气管插管

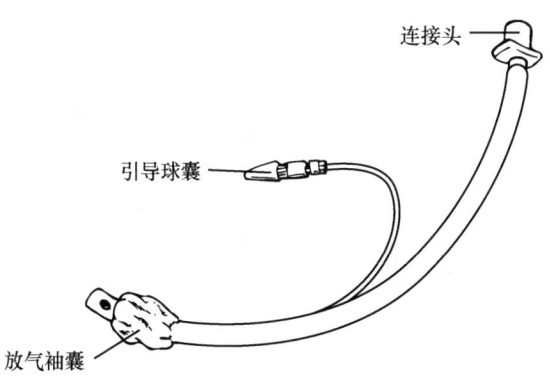

图 7-1 带袖囊的气管内导管。(引自:Bresnick and Adams:On Call Procedures,1st ed. Philadelphia, WB Saunders,2000,p39.)

7. 可曲式金属管芯

管芯是一条可曲式金属丝,它能够插入可曲式气管内导管以增加导管的硬度和控制它的外形。

表 7-1 根据患者年龄确定的气管内导管的大小和放置的深度

年龄	导管大小 (内径大小 cm)	插入的长度 (从口唇到气管中段 cm)
早产儿	2.5	10
足月儿	3	11
1~6 个月	3.5	11
6~12 个月	4	12
2 岁	4.5	13
4 岁	5	14
6 岁	5.5	15
8 岁	6	16
10 岁	6.5	17
12 岁	7	18~22
14 岁	7	18~22
成年女性	7	20~24
成年男性	8	20~24

经鼻插管时,在表中提供的插管长度基础上加 2~3 cm

8. 为袖囊充气的注射器（10 ml）。
9. 用于引导导管方向的马吉尔（Magill）钳

这些钳子很长，用于控制气管内导管的先端部。

10. 用于润滑气管内导管和管芯的水溶性2%利多卡因胶浆。
11. 固定气管内导管的胶布。
12. 氧饱和度监测仪。
13. 在线CO_2监测仪。

它可以是一台监测仪也可以是一次性用品。

解剖/入路

经口气管插管的关键解剖标志是舌根、会厌谷、会厌和声带。从患者后上向下看喉咽部时必须迅速进行解剖定位（图7-2）。

1. 舌在中线的上方。
2. 舌根部在会厌上面。
3. 会厌谷是舌根与会厌之间的凹陷处。
4. 声带在会厌下呈现为两个带，为苍白色。
5. 会厌开放呈三角形，以声带为界。

经开放的会厌插入气管内导管。

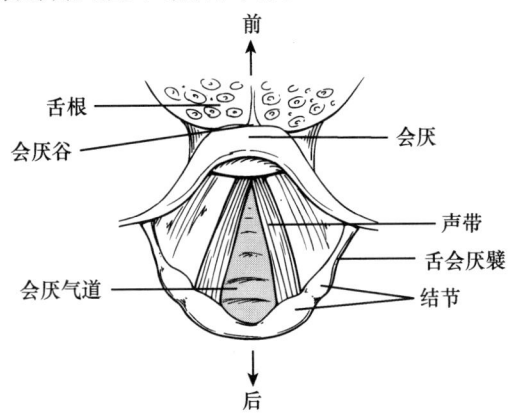

图 7-2 喉咽部解剖示意图。（引自：Bresnick and Adams: On Call Procedures, 1st ed. Philadelphia, WB Saunders, 2000, p40.）

麻醉

气管插管会刺激自主神经系统，必须注意不要引起患者呕吐和误吸。按照下列指南进行考虑：

1. 如患者神志不清，需做气管插管，一般不需要用药。

在急诊时经常会遇到这种情况。例如在许多复杂的情况下和严重创伤的病例，患者是神志不清的。

2. 如果患者插管时神志处于清醒或半清醒状态，则一般行快速连续插管。

在这种操作中，因为静脉使用了速效镇静/催眠药和肌松剂，无论是否应用麻醉性镇痛药，都会降低患者反流和误吸的风险。

a. 依托咪酯（0.3 mg/kg，静脉注射时间应大于 30~60 秒）：此药起麻醉作用。

b. 琥珀酰胆碱（1~1.5 mg/kg，静脉注射）：此药提供肌松作用。在使用肌松药之前应使患者充分镇静。需要用气囊-阀-面罩控制气道通气直至进行气管插管为止。

c. 可以和琥珀酰胆碱同时应用的药物如下：

(i) 根据需要可重复使用芬太尼（25~50 μg 静脉注射）；可用吗啡（2~5 mg）替代芬太尼。这些药物可增强镇静效果和起到止痛作用。

(ii) 利多卡因（1 mg/kg，静脉注射）可用于颅内压增高或反应性气道疾病者。

(iii) 维库溴铵（1 mg，静脉注射）是长效肌松剂，可用于防止琥珀酰胆碱引起的肌束收缩。

3. 为清醒患者进行气管插管时，可应用局部麻醉药、弱镇静剂和镇痛药。这样使患者自然呼吸，保留了气道保护性反射的完整性。为了安全地进行清醒状态下的气管插管，患者应空腹。

一旦进行气管插管就必需长期镇静治疗。

a. 用苯唑卡因（20%）气溶剂对患者舌和后咽部进行局部麻醉。

b. 用咪达唑仑（针剂）或硫喷妥钠进行镇静。

c. 常用芬太尼或吗啡加强镇静和止痛效果。

方法

1. 备齐所需器材
a. 确认所有插管设备处于备用状态。
b. 试用插管设备。试用喉镜手柄观察灯泡是否发光。
c. 确认吸引器工作状态良好。
d. 确认所需药品已备齐。
e. 患者应有心率、血压和血氧饱和度的监测。
2. 提前给患者吸氧

用气囊-阀-面罩为患者进行通气,力争氧合最大化。如患者深度镇静或神志不清,插入口通气道用面罩辅助通气。一旦患者缺氧改善,按所描述的步骤进行插管。一般用估计的方法来决定面罩通气的时间。如果气道不稳定,并且面罩吸氧困难或不能实施面罩吸氧,直接进行气管插管。

3. 迅速检查呼吸道是否通畅

从口腔中取出义齿或异物,吸引排出气道内的液体和分泌物。

4. 通过后仰头和颈使口、咽和喉在一个轴线上

如图 7-3 所示,用一条由折叠的毛巾、泡沫胶或橡胶制成的"环状体"置于枕部,同时曲颈护住头垫不移位。颈椎损伤或颈

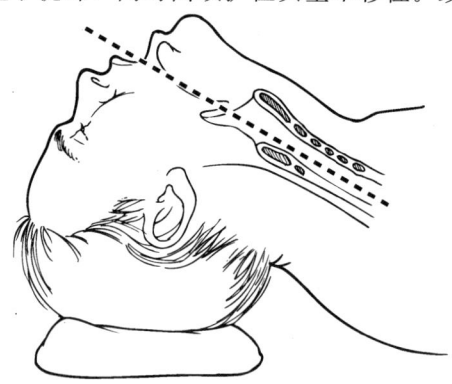

图7-3 通过仰头和曲颈使口、咽和喉部轴线一致。(引自:Rakel RE:Saunders Manual of Medical Practice. Philadelphia,WB Saunders,1996.)

椎不稳定的患者不能做一步操作。

5. 给环状软骨加压

由一个助手用拇指和示指在环状软骨的前方向后压（图7-4）。除闭合食管以外，此动作在使用喉镜时常有助于观察喉部。此动作一直坚持到临床气管内置管成功为止。

6. 将喉镜插入患者口腔

a. 打开喉镜。

b. 左手持喉镜，用右手手指张开患者口腔，插入喉镜片到口腔右侧。

c. 将镜片中线对准舌根部进镜，将舌推向左侧。

d. 如果使用曲式镜片，将其尖端插入会厌谷。

图 7-5 显示用曲式镜片观察声带的情况。

e. 当使用直式镜片时，它的尖端应位于会厌下（图7-6）。

f. 这些描述适用于右利手者，左利手者反之。

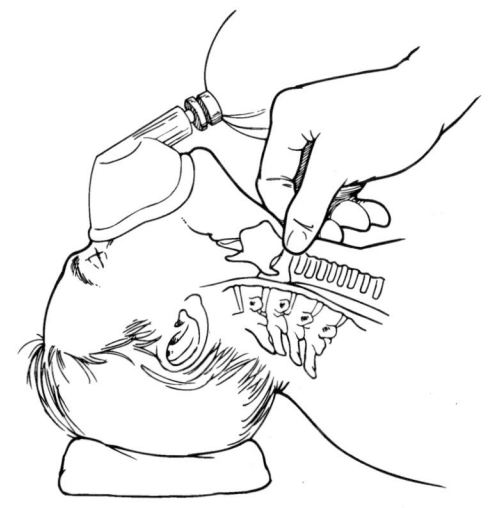

图 7-4 助手用拇指和示指在前侧缘向后压环状软骨。（引自：Rakel RE: Saunders Manual of Medical Practice. Philadelphia, WB Saunders, 1996.）

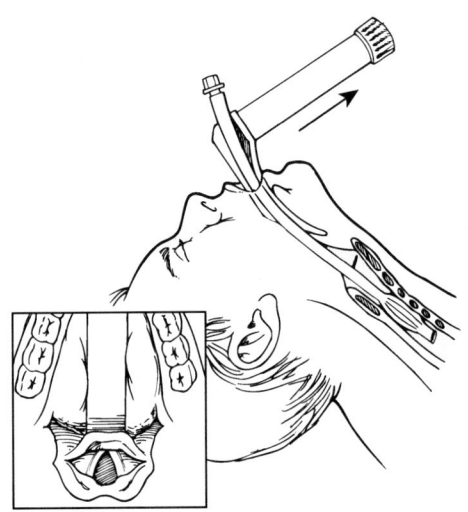

图 7-5 用曲式镜片观察声带。(引自:Rakel RE:Saunders Manual of Medical Practice. Philadelphia,WB Saunders,1996.)

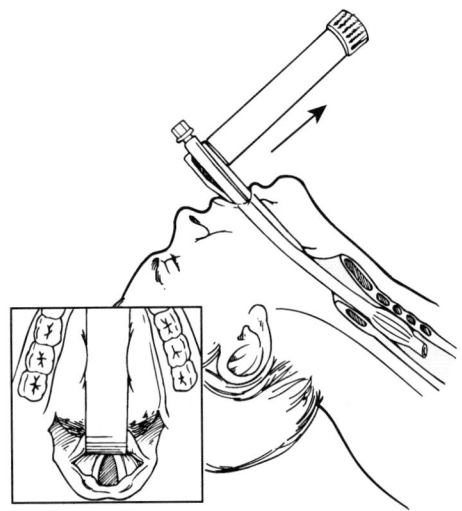

图 7-6 直式镜片尖端在会厌下方的位置。(引自:Rakel RE:Saunders Manual of Medical Practice. Philadelphia,WB Saunders,1996.)

7. 提起喉镜的手柄向上向前暴露声带
a. 直接向上提。
b. 避免压及口唇和牙齿。
c. 确保喉镜片和牙齿之间的舌不被压住。
8. 插入气管内导管
a. 用右手经右侧口角插入涂有润滑液的气管内导管，在直视下经声带进入气管。
b. 当袖囊的近端位于声带水平时，拔除管芯。
c. 在袖囊充气之前将导管置入气管。
d. 袖囊充气。
袖囊的理想充气压是 15 mmHg，此时引导气囊恰好完全充盈。测压计对测量袖囊压力是非常有必要的。
e. 男性，一般导管插入到距口唇约 23 cm 处，隆凸上约 4 cm。
f. 女性，距口唇约 21 cm。
g. 儿童，距口唇距离的公式为【12+(年龄/2)】（单位 cm）。
9. 评估患者置管是否合适
a. 观察胸廓膨胀是否对称。
b. 在两侧肺野听诊观察呼吸音是否一致。
左侧呼吸音减低表明插管于右主支气管。当经气管插管通气时，对上腹部也要进行听诊。通气时听到气过水声表明将管插入食管。如果怀疑此情况，立即拔出导管，用面罩通气，重新插管。
c. 连接在线 CO_2 监测仪。
d. 氧饱和度上升，呼气时有足量的 CO_2 排出（用在线 CO_2 监测仪监测）证明气管插管有效。
10. 用胶布将导管固定在上唇和颊部
如果患者有胡须，则导管用绳子固定在颈部。
11. 行胸部 X 线（CXR）检查确认导管放置的深度是否恰当。
12. 记录操作过程。

并发症/问题

1. 观察声带困难

这通常是由于头部位置摆放不当、没有下压环状软骨或喉镜片选择不当所致。确保患者头部过伸,口咽部分泌物及时吸出,喉镜片在会厌谷(曲式镜片)或会厌下(直式镜片)。

表 7-2　极易发生误吸的患者

不能排出最后摄入食物的患者
胃内充满内容物者(餐后小于 6 小时)
肥胖者
妊娠者
外伤患者
肠梗阻
胃轻瘫者
食管疾病患者
没有能力排出最后摄入食物者
乙醇过量者

2. 导管插入食管

如果怀疑气管插管插入食管,拔出导管,开始面罩通气。一旦患者缺氧状况改善,即行气管插管。若不能及时发现导管插入食管,可导致患者死亡。

3. 主支气管插管

插管后仔细听诊呼吸音,注意观察主支气管插管的证据。由于解剖的原因主支气管插管常插到右侧。一定要进行胸部 X 线检查。

记住成年人导管的尖端应在隆凸上 4 cm。如果导管尖端太接近隆凸,应向后拔一些导管。不能及时发现主支气管插管,可导致肺不张、低氧血症和其他并发症。

4. 误吸

一些患者在插管过程中有发生胃内容物误吸的风险。由插管后误吸引起的死亡率高达 5%。表 7-2 列出了极易发生误吸的患者。

表 7-3 降低患者发生误吸的风险和改善预后的方法和药物

迅速连续置管：降低胃反射性刺激
禁食 6 小时以上：减少胃内容物
抗酸药物：减低胃内酸度
H_2 受体阻滞剂：降低胃内酸度
胃复安（灭吐灵）：增加胃排空
头高位：增加地心引力

只有在急诊情况下才对这些高危患者进行气管插管。表 7-3 列出了降低误吸风险或改善预后的方法和药物。

5. 牙齿损害

喉镜是硬质器械，在许多情况下为观察喉部需要向上提拉喉镜。然而，在用喉镜时，一定不要对牙齿、牙龈或口唇加压，以避免牙齿损伤。在插镜前，要留意观察有无松动的牙齿。

（陈宝丽译　张杰校）

环甲膜切开术

环甲膜切开术是一种用于解除声门及声门以上的气道梗阻的急诊手术,是建立气道最快的方法之一,仅次于气管内插管。当急需建立人工气道,而创伤性较小的操作又失败时,应选择环甲膜切开术。

该手术可应用大孔针头在环甲膜处经皮穿刺完成,但这种大孔针头建立的气道细小,常常通气不足。以下讲述规范的外科环甲膜切开术。

适应证

1. 环状软骨以上的气道梗阻

应牢记只有在环状软骨以下部位的气道通畅时,该手术才有意义。如果在环状软骨以下部位存在梗阻,该手术就不能建立开放性气道。

2. 尝试气管内插管失败,其他方法也不能使气道通畅,患者的生命受到威胁。

3. 喉部外伤、肿块或血肿,急需通畅气道。

禁忌证

1. 声门以下气道梗阻

环甲膜切开在梗阻水平之上,因此不能成功开放气道。

2. 盲目应用

该操作只能用于急诊抢救。

环甲膜切开术有潜在的并发症。应首先选择由经验丰富的术者进行气管内插管。

3. 凝血异常

认真仔细地考虑该项有创操作可能带来的后果，只有在生命受到威胁时才选择环甲膜切开。对凝血异常的患者，需要输血小板、新鲜冰冻血浆或其他血液制品，以控制术后出血。

注意事项

1. 熟知局部解剖

掌握环甲膜及其毗邻重要结构的解剖部位是至关重要的，参考图8-1。

2. 尽可能无菌操作。

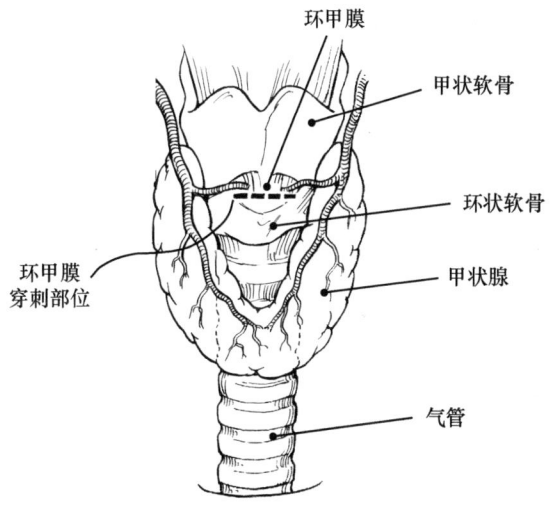

图 8-1 喉部及其毗邻结构的解剖示意图。（引自：Rakel RE: Saunders Manual of Medical Practice. Philadelphia, WB Saunders, 1996, p157.）

所需器材

1. 充足的照明设备
2. 吸引器
3. 清醒患者行局部麻醉

应用含1：100 000肾上腺素的1％利多卡因进行局部麻醉，以减少皮肤出血。

4. 手术刀（最好使用15号刀片）

5. 牵开器（Army-Navy牵开器或大静脉牵开器）

6. 科力夹钳

7. 缝合线（2-0或3-0丝线，4-0可吸收缝线）

用缝合线结扎出血点，缝合固定导管。

8. 一系列带袖囊的气管造口管

如果没有适合的，可使用小而柔韧的4号或5号气管内插管导管（ET）。

解剖/入路

环甲软骨韧带位于颈部环状软骨与甲状软骨之间，大多数患者伸展颈部均可触及，在突起的甲状软骨和非突起的环状软骨之间的隐窝处，位于甲状软骨下方约1.5 cm处。颈部带状肌肉附着于环甲膜韧带两侧，动脉和静脉刚好位于韧带下方。此处还有甲状腺上动脉的分支和甲状腺浅静脉的分支（图8-2）。

麻醉

1. **局部麻醉**

正如先前描述的，加用肾上腺素的局部麻醉药可以减少皮肤出血和阻断皮肤切口疼痛，但是解剖部位较深的疼痛只应用局部麻醉难以控制。

2. **全身麻醉或镇静**

很少有人为了完成环甲膜切开术而使用全身麻醉。当需要通畅气道时，该手术一般需急诊完成，如果患者清醒且痛苦异常，谨慎而迅速地采用IV级镇静无论对外科医生还是患者都会使手术变得轻松些。

3. **不麻醉**

在一些紧急情况下（如为失去知觉或昏迷的患者行环甲膜切开术），不使用麻醉。

8 · 环甲膜切开术

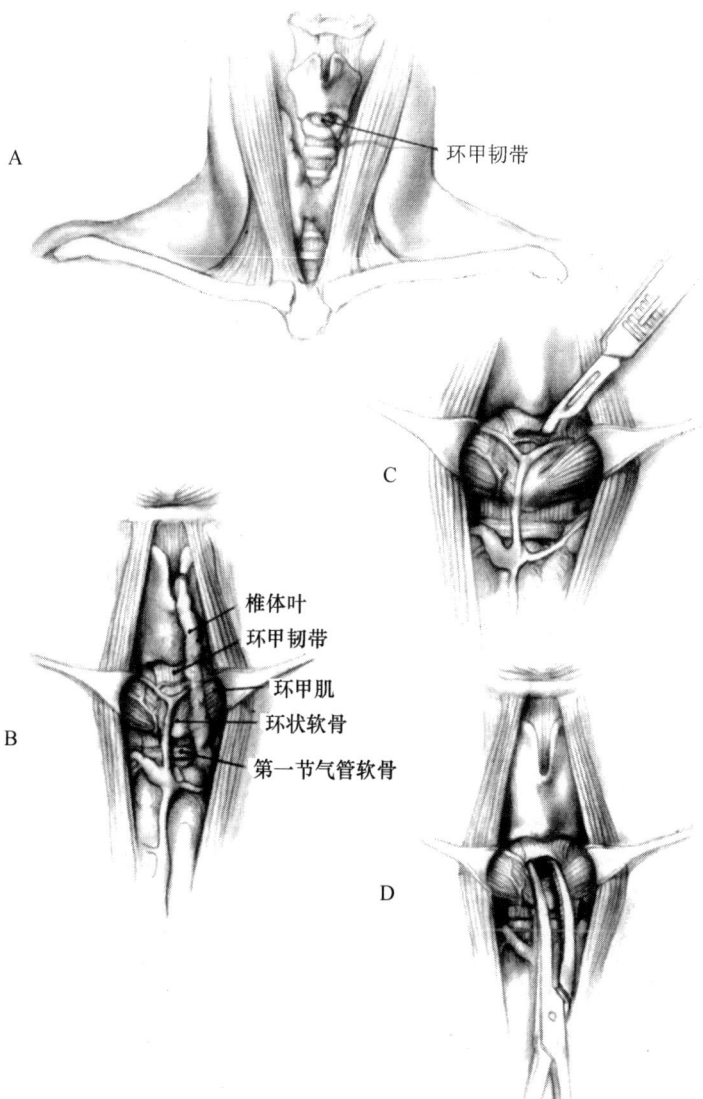

图 8-2 环甲膜切开术的解剖和入路示意图。（引自：Loré JM Jr: An Atlas of Head and Neck Surgery, 3rd ed. Philadelphia, WB Saunders, 1988, p45.）

方法

1. 术前准备

a. 向患者解释操作过程（这在紧急情况下难以实现）。

b. 向患者解释操作的风险和替代方案，必要时需患者签署知情同意书。

c. 解答患者提出的问题。

2. 患者体位

a. 采取颈部过伸位。

颈部损伤的患者切记避免颈部伸展。

颈部伸展可使环甲膜位置更表浅。

b. 确认所有设备处于备用状态。

c. 准备好所需器材。

3. 备皮

a. 采用无菌技术。

b. 备皮及铺手术单。

c. 如时间允许，用1%~2%的利多卡因在穿刺部位行局部浸润麻醉。在患者神志不清的紧急情况下进行的手术通常没时间进行麻醉。

4. 切开皮肤

a. 确认已充分麻醉。

b. 触到环甲膜隐窝。

c. 以环甲膜为中心切一个长约3 cm的切口。

无论是水平切口还是垂直切口，都各有利弊。水平切口时因切口太深而致甲状软骨或环状软骨破坏的可能性小；而垂直切口对肥胖患者而言，因其环甲膜不易触及，较合适。

5. 用夹钳轻柔的分离皮下组织，暴露环甲膜

用牵开器扩张颈部两侧肌肉以便更好地暴露环甲膜（图8-2B）。

6. 经环甲膜行水平切口

a. 避免损伤所见血管（图8-2C）。

b. 必要时用夹钳扩张切口使其加宽（图8-2D）。

7. 插入气管造口管或气管内插管。

8. 为插管的气囊充气，用缝合线或气管造口管束带固定导管。

9. 需要时应用简易呼吸袋通气。

10. 记录操作过程。

11. 一周内将环甲膜切开术更换为正式的气管切开术。

并发症

1. 出血

环甲膜血管丰富，应尽量充分暴露视野，避免损伤这些血管。

2. 声门或声门下狭窄

环甲膜切开造瘘管保留一周以上可增加气道狭窄的风险。如需长期开放喉以下的气道，则应将环甲膜切开术更换为标准的气管切开术。

3. 软骨炎

可发生气管环状软骨或气管的炎症和感染。环甲膜切开术的患者最好直接静脉应用抗生素以杀灭气道内的细菌。

（李晓岚译　白若梅校）

9

紧急气管切开术

紧急气管切开术较环甲膜切开术（见第8章）应用更广泛，对长期气道管理和肺灌洗也更有价值。此外，与环甲膜切开术相比，气管切开术的位置靠下，可减少声带损伤，而且建立的气道管径较粗。当患者通气不稳定且有上呼吸道阻塞时，可由值班医生立即实施气管切开术。

适应证

1. 气道梗阻而不能经口鼻气管插管者。
例如：喉头水肿、血肿，声带麻痹，上呼吸道肿瘤。
2. 需长时间机械通气支持的气管插管者。
3. 亚急性紧急建立气道。
如患者在手术室，有时间实施亚急性气管切开，则气管切开优于环甲膜切开。

禁忌证

1. 盲目应用
该操作只能在紧急情况或亚紧急情况下由值班医生完成。
气管切开术常伴随有严重、潜在的并发症。为了减少这些危险，除非常紧急的情况外，应该由有经验的外科医生完成气管切开。
2. 凝血异常
要认真考虑该项有创操作可能带来的后果。凝血异常的患者，出血很可能流入气管，为了控制术中和术后出血，需要输血小板、新鲜冰冻血浆或其他血液制品。
3. 已知无名动脉在胸骨上的位置

注意事项

1. 熟知局部解剖，以尽量降低损伤毗邻组织的风险性。
2. 尽可能无菌操作。

所需器材

1. 充足的照明设备
2. 吸引器和吸引管
3. 清醒患者行局部麻醉

应用含 1∶100 000 肾上腺素的 1% 利多卡因进行局部麻醉，以减少皮肤出血。

4. 基本手术器械，包括：
a. 手术刀（常用 11 号和 15 号刀片）
b. 牵开器（Army-Navy 牵开器或大静脉牵开器）
c. 科力夹钳
d. 持针器和镊子
5. 缝合线（2-0 或 3-0 丝线，4-0 可吸收缝线，3-0 尼龙线）

需用缝合线结扎出血点，缝合固定导管。

6. 一系列带袖囊的气管造口管

如果没有合适的，可使用小而柔韧的 4 号或 5 号气管插管导管。

解剖/入路

气管切开过程中，颈部结构是关键，颈部结构包括环状软骨、甲状腺、甲状腺峡部、带状肌和血管。颈部重要的横断面解剖见图 9-1。

麻醉

全身麻醉：由于操作过程中刺激性强且患者会明显感觉不适，故气管切开术不适宜应用局部麻醉或镇静。但在紧急情况下，全身麻醉有时难以实施。

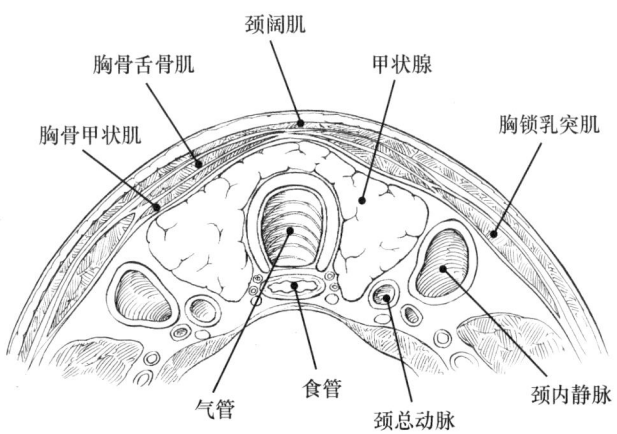

图 9-1 颈部解剖的横切面示意图。(引自:Rakel RE: Saunders Manual of Medical Practice. Philadelphia, WB Saunders, 1996, p158.)

方法

1. 术前准备

a. 向患者解释操作过程(这在紧急情况下难以实现)。

b. 向患者解释操作的风险和替代方案,必要时需患者签署知情同意书。

c. 解答患者提出的问题。

2. 患者体位

a. 采取颈部过伸位。

颈部损伤的患者切记避免颈部伸展。

颈部伸展可使气管位置表浅。

b. 确认所有设备处于备用状态。

c. 准备好所需器材。

3. 备皮

a. 采用无菌技术。

b. 备皮及铺手术单。

c. 如时间允许,用1%~2%的利多卡因在穿刺部位行浸润麻

9·紧急气管切开术

醉。在患者神志不清的紧急情况下进行的手术,通常没时间进行麻醉。

4. 切开皮肤

a. 确认已充分麻醉。

b. 触摸环状软骨。

c. 在环状软骨下 1~2 cm 切开皮肤。

d. 切口长度 4~5 cm,可以是水平方向也可以是垂直方向(图 9-2)。水平方向的切口最完美,但可能损伤气管两旁伴行的静脉。如选择垂直切口,应避免损伤无名动脉,约 25% 的患者无名动脉穿行在胸骨切迹之上(图 9-3A)。

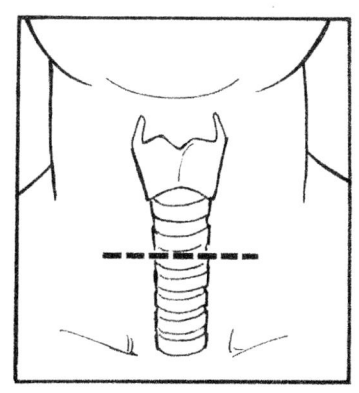

图 9-2 首选的紧急气管切开皮肤切口示意图。(引自:Rakel RE:Saunders Manual of Medical Practice. Philadelphia,WB Saunders,1996,p158.)

5. 切开颈阔肌

前行颈内静脉位于颈阔肌的深处。

6. 翻开皮瓣。

7. 在带状肌之间的筋膜部位做垂直切口(图 9-3B)。

8. 找到上方的环状软骨和下方的甲状腺岬部(图 9-3C)。

9. 向下分离甲状腺岬部,暴露第 2、3、4 气管软骨环。

如在分离时不能推移甲状腺岬部,则用两把弯钳从岬部插入将其横断。在松开弯钳前,用丝线缝合岬部断端(图 9-3D)。须从气管环状软骨处将甲状腺锥状叶分离。

10. 选择在气管软骨环上方行 5～8 mm 的水平切口
a. 可在第 2、3、4 气管软骨环行气管切开（图 9-3E）。
b. 用 11 号刀片在气管表面开窗。
c. 切口经软骨环向下延伸，然后在软骨环的下方转为水平方向。
d. 切除一小块气管软骨。

切除一小块气管软骨可降低小块软骨误入气管的风险，也可降低一旦气管切开管拔除后小块软骨随气流上下移动而致气道狭

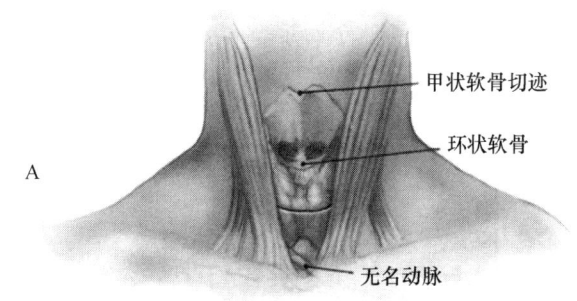

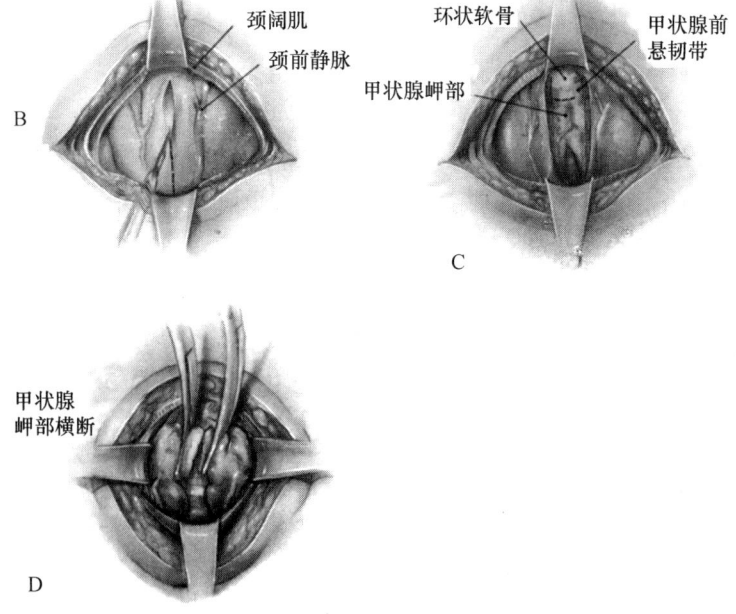

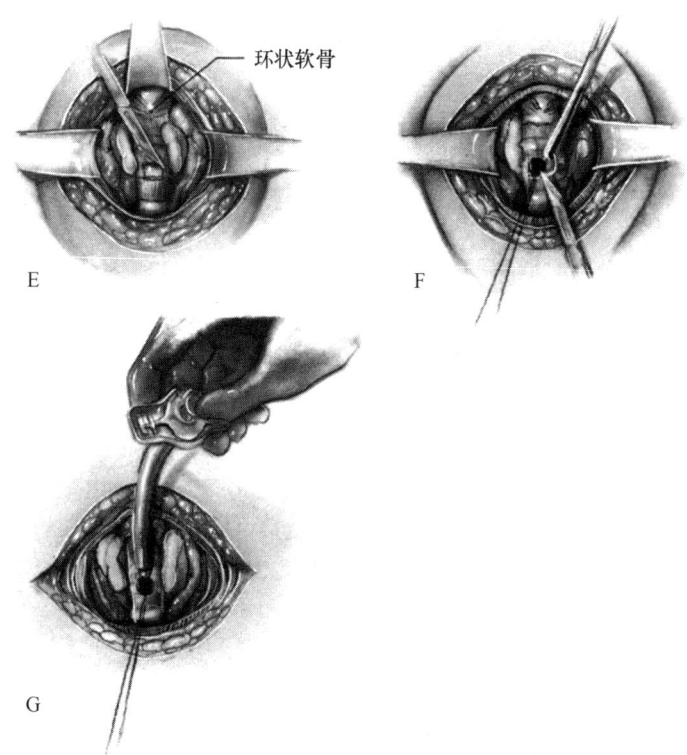

图 9-3 气管切开手术方法示意图。(引自:Loré JM Jr:An Atlas of Head and Neck Surgery, 3rd ed. Philadelphia, WB Saunders, 1988, pp813, 815.)

窄的风险(图 9-F)。

11. 切口两端用尼龙线缝合

在气管切开早期,气管切开管可能会移位,缝合线起引导作用,有助于找到气管切开部位,以便重新放置气管切开管。

12. 快速插入大小合适、带有内置气管芯的气管切开管。

a. 如患者已放置气管插管,须由助手缓慢拔出气管插管直至所须切开的气管内无插管。

b. 插入气管切开管。

c. 气管切开管插入后拔出管芯(图 9-3G)。

13. 缝合气管切开管周围皮肤

沿切开管处预留小部分皮肤切口不必缝合，以便气体通过和防止张力性肺气肿。

14. 用强力尼龙丝线或丝线缝合固定气管切开管。
15. 使用气管切开带绕颈将气管切开管固定。
16. 用胶布把固定气管切开管的安全缝合线包扎固定在局部皮肤上。
17. 行胸部 X 线（CXR）检查评价导管的长度并除外气胸。
18. 记录操作过程。

并发症

1. 损伤邻近组织

可能损伤食管、相邻的喉神经和大血管。

2. 气胸

可能为单侧、双侧或张力性气胸。

3. 呼吸、心跳骤停

在操作过程中，由于气道阻塞和通气不足可引起呼吸、心搏骤停。过度肥胖患者在手术过程中，由于气管不能充分暴露，操作困难，呼吸、心搏骤停的发生率更高。

4. 气管穿孔
5. 术后并发症

包括气管食管瘘、大动脉侵蚀破坏、气道狭窄、感染和误吸。

如发现气管切开管随心跳过度搏动，则高度怀疑气管切开管与气管相邻处有大血管。此种情况仅能使用非常柔软的气管切开管，并尽早拔除气管切开管以避免损伤邻近大血管。如气管切开管僵硬侵蚀了大血管则会发生大出血。

气管狭窄通常是因为气管切开管气囊过度膨胀或使用时间过长所致。气管切开管的气囊仅在需要充分通气的患者使用。

不正确使用气囊或使用时间过长可导致气管局部缺血，最终形成瘢痕和狭窄。

（李晓岚译　张杰校）

血管内入路

下面12章讲述血管内导管的放置及管理。包括简单、安全的外周置管（见第21章）和复杂而有创伤性的主动脉内球囊反搏（见第15章）。这里讨论的每一种导管放置方法都是基于第10章中的塞尔丁格技术，即"经穿刺针插导丝"技术。专门有血管切开术一章论述血管穿刺困难时的入路问题，同时也对经导丝更换导管及撤除导管技术进行了讨论。此外还专门编排几章来论述置管的基本技术，动脉导管置放术与设备，中心静脉导管置放术与设备和外周导管置放术。

塞尔丁格（Seldinger）技术

塞尔丁格技术是放置血管内导管的常规操作，此项技术就是先向血管内插入穿刺针，然后把导丝经穿刺针插入血管，导丝插入血管后，穿刺局部的皮肤及皮下组织通道可通过硬质扩张管适度扩大，然后经过导丝置入大口径的导管。

适应证

这种技术适用于任何血管内置管，也可用于将导管置入大的体腔内，如脓肿引流或胸廓造口术及气管切开术导管的放置。下面阐述的是血管内导管的置入。

禁忌证

1. 拟穿刺部位有感染或损伤。
2. 拟穿刺的血管有血栓或闭塞。

注意事项

是指所有血管内置管术的注意事项。

1. 凝血异常

在插管之前，应纠正血小板数量和功能异常以及凝血因子浓度异常。

2. 现症全身性感染

只有在确定了感染源并采取了适当的治疗后才考虑行外周血管内置管，然而这种情况有时难以实现。

3. 血管穿孔

使用导丝时这种危险随时存在。

4. 导管脱出或连接松动

这种情况将导致快速失血。

所需器材

许多穿刺方法都有特定的穿刺包。参考这些穿刺包的说明书以获得完整详细的信息。

1. 备皮用品〔碘酒、氯已定（洗必泰）或酒精〕
2. 局部麻醉用品（1%～2%利多卡因、25号针、3 ml注射器）
3. 无菌手套
4. 无菌巾或无菌单
5. 塞尔丁格技术穿刺用品（或专门的血管内置管穿刺包）
a. 穿刺针（16号～18号）
b. 10 ml注射器
c. 导丝
d. 手术刀
e. 扩张管
f. 导管
6. 如果不使用塞尔丁格法可使用一个套管针系统
7. 冲洗导管的肝素化盐水
8. 固定导管的缝合线
9. 连续监测动、静脉压力的设备
10. 无菌敷料

解剖/入路

详见每种血管内置管术的操作技术。

麻醉

局部麻醉。

方法（无菌塞尔丁格法）

如图10-1所示：
1. 术前准备
a. 向患者解释操作过程。

10 · 塞尔丁格（Seldinger）技术

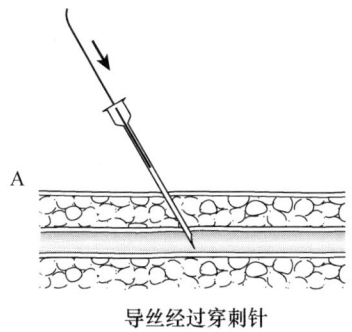

导丝经过穿刺针

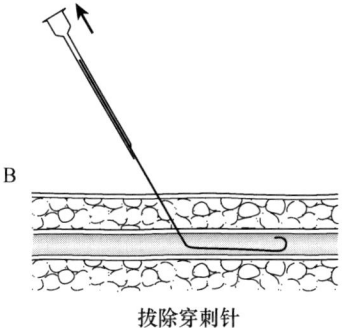

拔除穿刺针

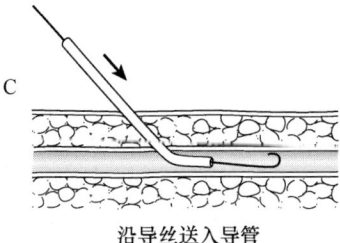

沿导丝送入导管

图 10-1 塞尔丁格技术血管内置管示意图。（引自：Bresnick and Adams：On Call Procedures，1st ed. Philadelphia，WB Saunders，2000，p49，Fig. 10-1.）

b. 向患者解释操作的风险和替代方案，必要时需患者签署知情同意书。

c. 解答患者提出的问题。

2. 患者体位

a. 确认所有设备处于备用状态。

b. 准备好所需器材，去掉标签和包装，打开注射器封口，去除导管远端的盖帽。

c. 按每项技术要求摆放好患者体位。

3. 确认要穿刺的血管

a. 选择最佳位置：大多数导管放置都有各自的优选穿刺部位。最适于放置 Swan-Ganz 导管的位置是（按优先选择顺序）：①右颈内静脉；②左锁骨下静脉。

这些部位的选择是基于操作方便容易及导管置放的安全性。放置导管前要选好最佳穿刺部位。

b. 超声的应用。

在这本书中我们已强调了有关解剖关系知识的重要性。然而，近几年很多术者开始用超声来判断穿刺血管的位置及开通情况。

一种手提式 7.5 MHz 线形探头超声仪已经应用于临床。对有经验的术者来说超声可以提高导管放置的速度和准确性。

4. 备皮

a. 应用无菌技术。

b. 备皮及铺手术单。

c. 用 1%～2% 利多卡因在穿刺部位行局部浸润麻醉。

d. 确认已充分麻醉：检查麻醉部位皮肤对疼痛刺激的反应。

5. 穿刺针接 10 ml 注射器

用非优势手的示指确定适当的解剖标记。

6. 将穿刺针插入血管

a. 多数术者先用 22 号～25 号"引导针"证实血管的确切位置，再换用能通过导丝的大号穿刺针。如果操作不慎，穿透血管壁，就会造成动脉轻度损伤。

b. 在进针和退针时要进行抽吸。通常在退针过程中找到血管。

  c. 当有血液流出时,要留意穿刺针的深度和角度。
  d. 拔除导引针换大号穿刺针。
  e. 将大号穿刺针以同样的角度刺入相同的深度。
 7. 当血液顺畅进入注射器时,从穿刺针上取下注射器

  马上用手指堵住针尾以阻止血液继续外流,同时也避免了空气进入血管。

 8. 小心将导丝经过穿刺针送入血管(图 10-1A)

  确定导丝通过时无任何阻力,就好像穿过热奶酪一样。如果在操作开始时就检查导丝,就会发现导丝碰到管壁时将弯曲呈"J"型(图 10-2)。当预计到可能置管困难时可使用该型导丝。按照预定方向插入导丝,导丝就会向该方向弯曲。

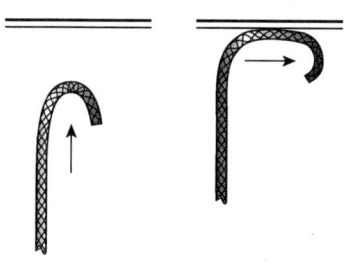

图 10-2 J 型导丝典型的弯曲示意图。(引自:Adams GA, Bresnick SD: On Call Surgery. Philadelphia, WB Saunders, 1997, p235.)

  如果导丝通过困难,不要勉强,将导丝和穿刺针一起拔除.重新将穿刺针定位,再进行穿刺置管。

  如果对患者正在进行监护,注意观察有无室性心律失常出现,出现室性心律失常是导丝过深的表现(即进入心脏),要撤回导丝直到心律失常终止。

 9. 从导丝上取下穿刺针(图 10-1B)

  要一直将一只手压在导丝上以保持其在血管中的位置,并防止发生导丝完全脱入血管的严重事件出现(千万不要让患者随后就接受介入放射学的取异物术)。

10. 在穿刺部位用手术刀切开皮肤

皮肤切口的大小应能够使导管进入。

11. 经过导丝下扩张管，扩张入路，然后拔除

通常需要旋转，用力使扩张管进入穿刺部位皮肤。

估计拔除扩张管时会出血，此时轻轻按压穿刺部位即可止血。要注意固定导丝。

12. 将导管通过导丝送入血管（图 10-1C）

a. 始终要控制好导丝。

b. 记住去掉多腔导管远端的盖帽以利于导丝通过。

c. 建议在置管之前用肝素化盐水冲洗导管腔。

d. Swan-Ganz 导管鞘置入人体后顺应性会因受热而越来越好，故宜缓慢插入。鞘管顶端比较粗大，快速操作损伤更大。

e. 在较大的扩张管或引导器进入胸部时，要用实时 X 线监测以确保导管安全进入血管。

f. 如果导管顺利进入血管腔则撤掉导丝，用手指堵住导管尾部直到血液注满，封闭尾部盖帽。

g. 确认每个盖帽都安装到位并扣牢。

13. 从每个导管腔接口处抽血确认导管置放是否成功

每个导管接口都要用肝素化盐水冲洗，有些导管在使用前需要用 X 线检查进一步确认位置。

14. 用缝合线将导管固定在皮肤上。

15. 无菌敷料覆盖穿刺部位。

16. 必要时行胸部 X 线检查确认导管的位置。

17. 记录操作过程。

并发症/问题

详见每种血管内置管术。

处理/随访/拔管

详见每种血管内置管术。

(施继红译　韩亚安校)

经导丝更换导管

这种技术用于血管内导管的更换,就是将导丝经原导管置入血管腔内,再更换新导管,是一种改良的塞尔丁格技术。仅适用于原来已经有血管内导管且穿刺部位无感染者。

适应证

这种技术可用于任何血管内导管的更换。导管更换的时机变数很大,因此应与最初放置导管者进行探讨,以使导管更换的时间及方式达到最佳。

禁忌证

1. 拟穿刺部位有感染或损伤。
2. 拟穿刺的血管有血栓或闭塞。

注意事项

是指所有血管内置管术的注意事项。

1. 凝血异常

在插管之前,应纠正血小板数量和功能异常以及凝血因子浓度异常。

2. 现症全身性感染

只有在确定了感染源并采取了适当的治疗后,才考虑行外周血管内置管,然而这种情况有时难以实现。

3. 血管穿孔

使用导丝时,这种危险随时存在。

4. 导管脱出或连接松动

这种情况将导致快速失血。

所需器材

通常需要与放置初始导管相同的穿刺包,参考有关这些穿刺包的说明书以获得完整详细的信息。如果用导丝更换导管困难,就用备好的穿刺包以完成重新置管操作。

1. 备皮用品(碘酒、洗必泰或酒精)
2. 局部麻醉用品(1%~2%利多卡因、25号针、3ml注射器)
3. 无菌手套
4. 无菌巾或无菌单
5. 塞尔丁格法穿刺用品(或专门的血管内置管穿刺包)
a. 穿刺针(16号~18号)
b. 10ml注射器
c. 导丝
d. 手术刀
e. 扩张管
f. 导管
6. 冲洗导管的肝素化盐水
7. 固定导管的缝合线
8. 连续监测动、静脉压力的设备
9. 无菌敷料

解剖/入路

详见每种血管内置管术的操作技术。

麻醉

局部麻醉。

方法(无菌塞尔丁格法)

图 11-1

1. 术前准备
a. 向患者解释操作过程。

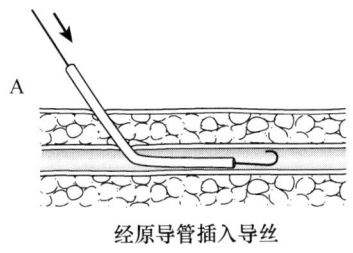

经原导管插入导丝

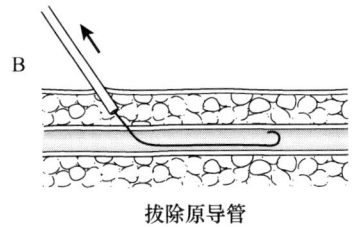

拔除原导管

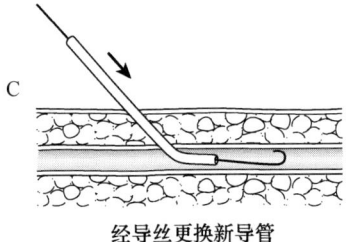

经导丝更换新导管

图 11-1 改良塞尔丁格法经导丝更换导管示意图。(引自：Bresnick and Adams: On Call Procedures, 1st ed. Philadelphia, WB Saunders, 2000, p54, Fig. 11-1.)

b. 向患者解释操作的风险和替代方案，必要时需患者签署知情同意书。

c. 解答患者提出的问题。

2. 患者体位

a. 确认所有设备处于备用状态。

b. 准备好所需器材，去掉标签和包装，打开注射器封口，去除导管远端的盖帽。

c. 按每项技术要求摆放好患者体位。

3. 备皮

a. 应用无菌技术。

b. 备皮及铺手术单。

c. 用1%～2%利多卡因在穿刺部位行局部浸润麻醉。

d. 确认已充分麻醉。

在更换新导管的原皮肤切口部位不需要局部麻醉，缝合线固定导管尾部的部位需要局部麻醉。用缝合线固定导管之前要对局部行浸润麻醉。

e. 对原留置导管的处理非常重要。

因为导丝要经留置的导管远端端口置入血管，所以要特别留意原导管远端端口的情况。

4. 去掉导管远端的盖帽并用一个手指堵住端口。

5. 小心经过导管远端端口置入导丝（图11-1A）

确定导丝通过时无任何阻力，就好像穿过热奶酪一样。如果导丝通过困难，不要勉强。

6. 从导丝上撤下导管（图11-1B）

始终用一只手固定导丝以保持其在血管中的位置。如果需要，可以将导管的尾端用无菌剪剪下来送培养。压迫皮肤防止出血。

7. 将新导管沿导丝经切口送入（图11-1C）

a. 始终要控制好导丝。

b. 记住去掉多腔导管远端的盖帽以利于导丝通过。

c. 建议在置管之前用肝素化盐水冲洗导管腔。

d. Swan-Ganz导管鞘置入人体后顺应性会因受热而越来越好，故宜缓慢插入。鞘管顶端比较粗大，快速操作损伤更大。

e. 如果导管顺利进入血管腔则撤掉导丝，用手指堵住导管尾部直到血液注满，封闭尾部盖帽。

f. 确认每个盖帽都安装到位并扣牢。

8. 从每个导管腔端口处抽血确认导管置放是否成功

每个导管端口都要用肝素化盐水冲洗,有些导管在使用前需要用X线检查进一步确认位置。

9. 用缝合线将导管固定在皮肤上。

10. 无菌敷料覆盖穿刺部位。

11. 必要时行胸部X线检查确认导管的位置。

12. 记录整个操作过程。

并发症/问题

详见每种血管内置管术。

处理/随访/拔管

详见每种血管内置管术。

(施继红译　吴寿岭校)

12

血管切开入路

适应证

血管内套管置入术的切开入路既可用于静脉置管，又可用于动脉置管。当经皮穿刺部位均已用尽仍未穿刺成功或患者病情危重的情况下，宜采用血管切开入路。以隐静脉和桡动脉入路为例，描述此操作过程。

禁忌证

1. 拟穿刺部位有感染或损伤。
2. 拟穿刺的血管有血栓或闭塞。

注意事项

是指所有血管内置管术的注意事项。

1. 凝血异常

在插管之前，应纠正血小板数量和功能异常以及凝血因子浓度异常。

2. 现症全身性感染

只有在确定了感染源并采取了适当的治疗后，才考虑行外周血管内置管，然而这种情况有时难以实现。

3. 导管脱出或连接松动

这种情况将导致快速失血。

所需器材

通常有特定的切开专用托盘，但手术室里用的小型器械托盘也可以使用。一般所需器材如下：

1. 备皮用品（碘酒、洗必泰或酒精）
2. 局部麻醉用品（1%～2%利多卡因、25号针、3 ml注射器）
3. 无菌手套
4. 无菌巾或无菌单
5. 导管（18号～22号血管导管或中心导管）
6. 切开器具
   a. 3-0或4-0缝合丝线
   b. 10号和11号手术刀片
   c. 手术刀柄
   d. 弯止血钳（2个）
   e. 纱布海绵
   f. 手术剪
   g. 持针器
   h. 皮肤扩张器
   i. 注射器
7. 加压传导系统所需的肝素化盐水（为动脉置管准备）
8. 用于动脉血取样的血气针
9. 备有肝素化盐水的5 ml注射器
10. 固定导管的缝合线
11. 连续动脉压监测设备
12. 无菌敷料

解剖/入路

隐静脉置管

在内踝前上1 cm处可见隐静脉（图12-1）。

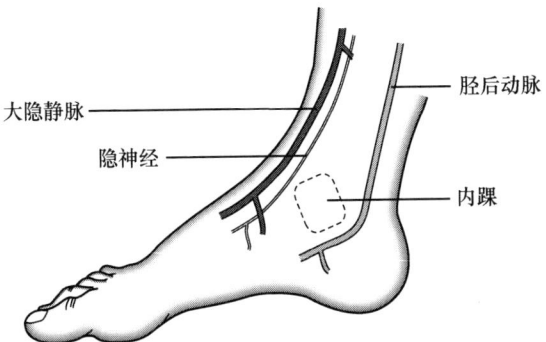

图 12-1 踝部内侧主要结构示意图。（引自：Adams GA, Bresnick SD: On Call Surgery. Philadelphia, WB Saunders, 1997, p259.）

桡动脉置管

在腕部桡骨头掌侧面很容易触及桡动脉搏动（图 12-2）。

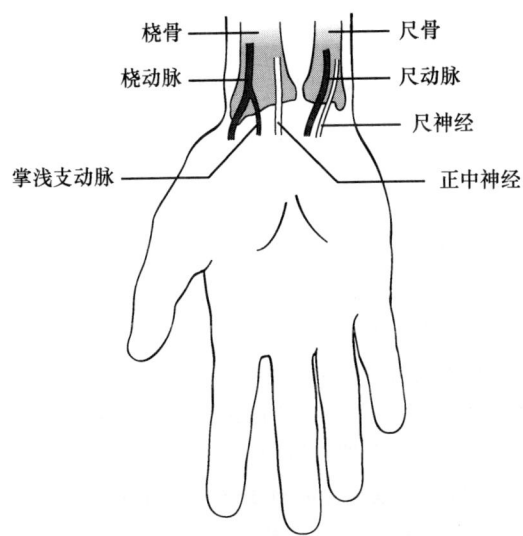

图 12-2 腕部主要结构掌面观示意图。（引自：Bresnick and Adams: On Call Procedures, 1st ed. Philadelphia, WB Saunders, 2000, p59, Fig. 12-2.）

麻醉

局部麻醉

方法（无菌）（图 12-3）

1. 术前准备

a. 向患者解释操作过程。

b. 向患者解释操作的风险和替代方案，必要时需患者签署知情同意书。

c. 解答患者提出的问题。

2. 患者体位

a. 一般取仰卧位。

b. 确认所有设备处于备用状态。

3. 备皮

a. 应用无菌技术。

b. 备皮及铺手术单。

c. 用 1%～2% 利多卡因在穿刺部位及固定缝合线处行局部浸润麻醉。

d. 确认已充分麻醉。

4. 必要时通过触摸血管确定血管位置。

5. 在血管处皮肤上做一个切口

a. 做一个 1～1.5 cm 长的横行切口。

b. 可见筋膜下的血管。

6. 钝性分离血管（图 12-3A）

a. 用止血钳钝性分离血管周围组织。

b. 沿血管走行轻轻地进行分离。

沿血管走行进行垂直分离对小的血管分支损伤比较小。

7. 用缝合线提取血管近端和远端（图 12-3B）

a. 当血管周围组织被剥离干净后，在血管下方沿其走行方向进行轻柔地分离。

b. 在血管下面穿过丝线，牵拉血管近端至闭合状态，用同样的方法牵拉血管远端。

8. 需要时结扎血管远端

a. 在血管内置管时一般不必结扎，放置动脉导管时更要尽量

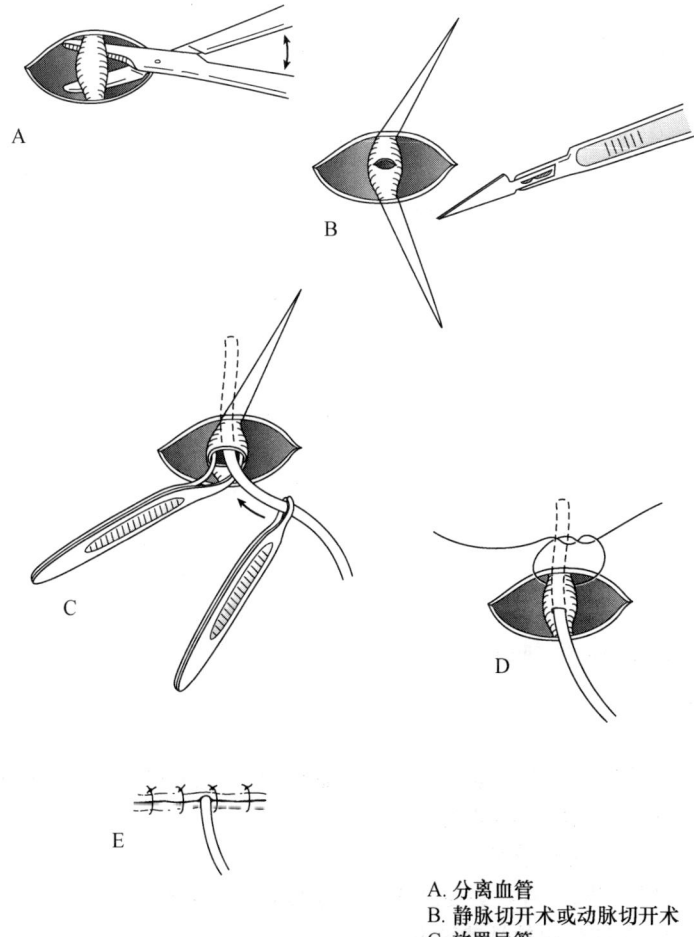

A. 分离血管
B. 静脉切开术或动脉切开术
C. 放置导管
D. 固定导管
E. 缝合切口

图 12-3 血管切开入路技术示意图。（引自：Bresnick and Adams：On Call Procedures，1st ed. Philadelphia，WB Saunders，2000，p60，Fig. 12-3.）

避免结扎。

b. 可用血管远端的丝线控制。

9. 切开血管

a. 尽量从暴露血管的远端进入。

b. 使用小型手术剪或 11 号手术刀。

c. 用专用血管扩张器或小型止血钳扩张血管管腔。

d. 此外,在血管切开之前可尝试将血管导管直接插入血管。

10. 血管内放置导管(图 12-3C)

可以从血管的切口直接放入,也可经皮肤切口穿刺血管置管。

11. 固定导管(图 12-3D)

将近端血管和导管一并用缝合线系紧固定,注意不能固定过紧以免勒断血管。

12. 用注射器连接导管端口,抽吸见血液流出,提示导管放置良好。

13. 用 4-0 丝线缝合皮肤切口(图 12-3E)。

14. 无菌敷料包扎。

15. 记录操作过程。

并发症/切开部位的问题

1. 置管失败

2. 空气栓塞

小静脉的栓子一般不会引起严重后果,然而动脉空气栓子可引起血管远端肢体的缺血。

3. 穿刺部位感染

必须拔除导管,必要时选择其他部位重新置管。

4. 化脓性血栓性静脉炎

这种情况需要外科引流和静点抗生素。

5. 导管相关性脓毒血症

需拔除导管并静点抗生素治疗。

6. 血管血栓

血管暂时阻塞较常见,在动脉置管中发生率为 10%,做拔管处理。

7. 肢体远端缺血

拔除导管。

8. 出血

a. 导管脱出或连接松动。

必须检查导管连接情况。在动脉压力下,导管连接不紧会导致快速失血。

b. 血管穿刺部位出血或血肿。

若是静脉出血且血管远端未结扎,则结扎血管远端。

持续按压 10 分钟。

有时需要在穿刺部位缝一针。

9. 导管失灵。

切开置管的拔除

1. 准备好手术剪刀、纱布和胶布。
2. 有可能接触到血液或其他体液时,要戴无菌手套。
3. 拆除缝合线。
4. 拔除导管

确认导管已完整拔除。

5. 持续按压穿刺部位

如果切开的是动脉,持续按压 10 分钟,如果血管粗大或使用抗凝剂者,要延长按压时间。

6. 确认出血已停止。
7. 加压包扎。
8. 次日要检查手术部位并确认肢端血运良好。

(施继红译　蒋晓忠校)

动脉置管与设备

13

外周动脉置管

最简单的方法就是在腕部动脉置管。有用于塞尔丁格（导丝）法进行动脉置管的专用穿刺包。此法也可用于足背动脉。

适应证

适用于血流动力学监测、动脉血取样、卧床患者频繁抽血。通常在严密观察的 ICU 病房实施动脉置管。

禁忌证

1. 拟穿刺部位有感染或损伤。
2. 拟穿刺的血管有血栓或闭塞。

注意事项

1. 凝血异常

在插管之前，应纠正血小板数量和功能异常以及凝血因子浓度异常。

2. 现症全身性感染

只有在确定了感染源并采取了适当的治疗后，才考虑行外周血管内置管，然而这种情况有时难以实现。

3. 血管穿孔

使用导丝时，这种危险随时存在。

4. 导管脱出或连接松动

这种情况将导致快速失血。

所需器材

1. 备皮物品(碘酒、洗必泰或酒精)
2. 局部麻醉用品(1%~2%利多卡因、25号针、3 ml注射器)
3. 无菌手套
4. 无菌巾或无菌单
5. 导管(20号或22号、长5.1 cm)或专用的动脉导管穿刺包。
6. 加压传导系统所需的肝素化盐水
7. 用于动脉血取样的血气针
8. 备有肝素化盐水的5 ml注射器
9. 固定导管的缝合线
10. 绒布包裹的臂板(帮助固定导管,防止打结)
11. 连续动脉压监测设备
12. 无菌敷料

解剖/入路

选择部位。

桡动脉

在手腕掌面桡骨头部容易触及桡动脉搏动(图13-1)。

1. 进行艾伦(Allen)试验以证实手部的侧支循环存在

艾伦试验是按压手部的桡动脉和尺动脉直到手掌变苍白,然后释放尺动脉并证实手掌再灌注。再灌注延迟超过5秒钟为异常,应选择另外一侧作为穿刺部位。

2. 尽可能选择非优势手。

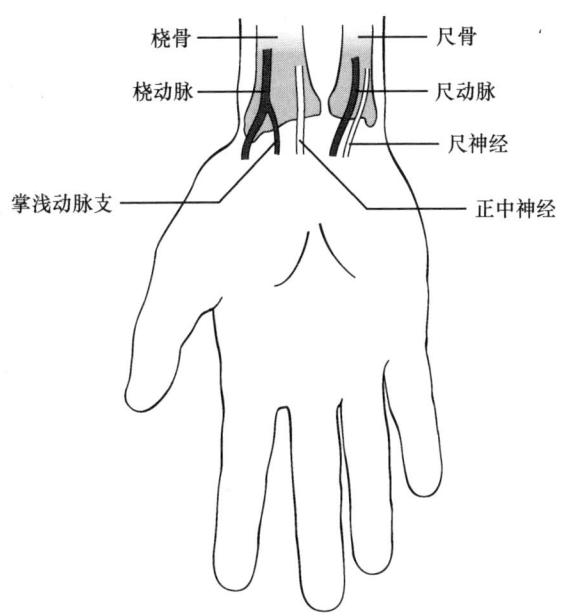

图 13-1 腕部掌面观及主要结构示意图。（引自：Bresnick and Adams：On Call Procedures，1st ed. Philadelphia，WB Saunders，2000，p65，Fig. 13-1.）

足背动脉

足背动脉位于足背部中线处，踝部稍下方（图 13-2）。

麻醉

局部麻醉。

方法（无菌）

1. 术前准备

a. 向患者解释操作过程。

b. 向患者解释操作的风险和替代方案，必要时需患者签署知情同意书。

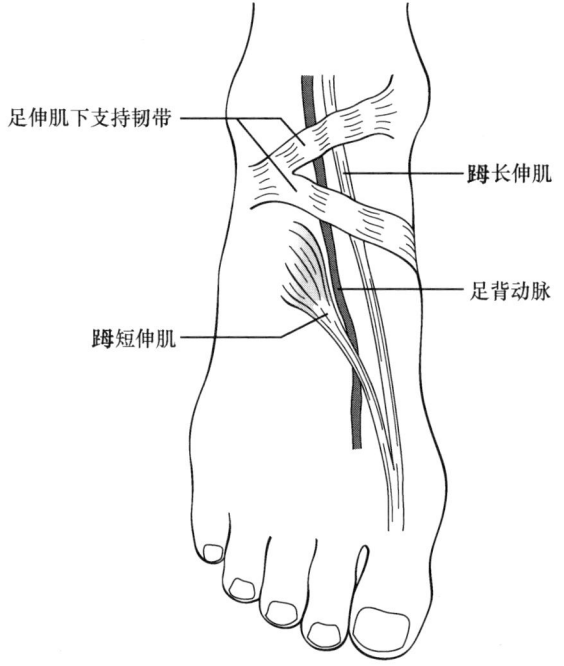

图 13-2 足部背面观及主要结构示意图。(引自：Bresnick and Adams：On Call Procedures，1st ed. Philadelphia，WB Saunders，2000，p66，Fig. 13-2.)

c. 解答患者提出的问题。

2. 患者体位

a. 患者取坐位或仰卧位，手腕下放一绒布包裹的臂板使手腕轻微背屈，且手腕不能移动（图 13-3）。

b. 术者为自己拿一把椅子。

c. 把床提升到适宜的高度。

d. 确认所有设备处于备用状态。

3. 备皮

a. 采用无菌技术。

b. 备皮及铺手术单。

c. 用 1%～2% 的利多卡因对穿刺部位及固定缝合线处行局部

浸润麻醉。

　　d. 确认已充分麻醉。

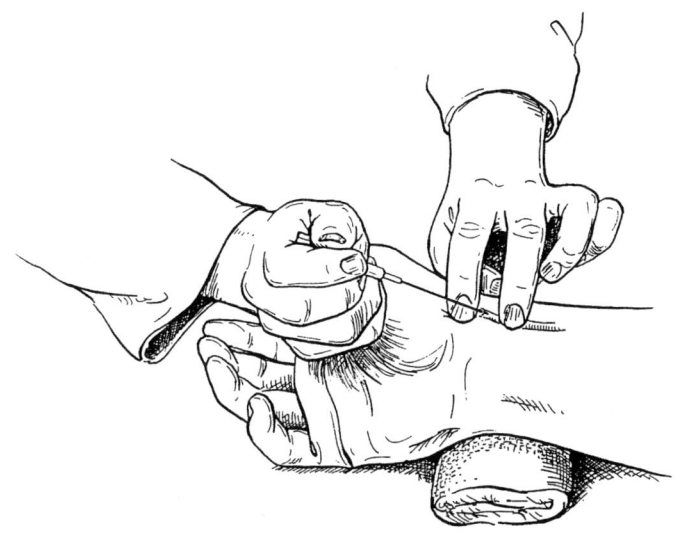

图 13-3　桡动脉置管示意图。（引自：Dunmire SM，Paris PM：Atlas of Emergency Procedures. Philadelphia，WB Saunders，1995，p199.）

　4. 置入导管

　a. 术者用非优势手的示指找到脉搏搏动最强的位置。

　b. 一些术者喜欢在进针位置用手术刀切开皮肤，以使导管进入皮肤时不受损害。

　c. 与动脉成 30°～45°角插入血管导管。

　d. 当鲜血自动进入穿刺针管内时，继续缓慢推进穿刺针至血流刚好停止。

　e. 轻轻后退穿刺针至血又一次流出，此时向前推进针外部的导管进入血管。

　5. 如未发现快速回血

　a. 拔出穿刺针，重新确定位置，调整进针方向，重新穿刺。

　b. 重新穿刺之前，需用含肝素化盐水注射器冲洗穿刺针内的阻塞组织。

c. 如三次尝试均未能成功置管，应更换位置。

6. 当置管成功后

a. 用缝合线将导管固定在皮肤上。

一些血管导管带有侧翼就是为了便于固定。

b. 需要时抽取动脉血液标本。

c. 连接测压器持续监测动脉压。

d. 无菌敷料包扎。

7. 记录操作过程。

8. 全面评估

a. 每日都要对动脉置管的必要性进行评估。

b. 确认每日有充足的血液流向手部及指端。

c. 如果出现发热，应从穿刺部位及身体其他部位抽血进行细菌培养。

d. 如果穿刺部位一直保持清洁，可用导丝更换新的导管。

并发症

1. 置管失败。

2. 空气栓塞

动脉内空气栓子可引起血管远端肢体的缺血。

3. 穿刺部位感染

必须拔除导管，必要时选择其他部位重新置管。

4. 化脓性血栓性静脉炎

这种情况需要外科引流和静点抗生素。

5. 导管相关性脓毒血症

需拔除导管并静点抗生素治疗。这种问题在周围动脉置管中不常见。

6. 血管血栓

血管暂时阻塞较常见，在动脉置管中发生率为10%，做拔管处理。

7. 肢体远端缺血

拔除导管。

8. 出血

a. 导管脱出或连接松动。

必须检查导管连接情况。在动脉压力下,导管连接不紧会导致快速失血。

b. 血管穿刺部位出血或血肿

持续按压10分钟。

有时需在穿刺部位缝一针。

9. 导管失灵。

外周动脉导管的拔除

1. 准备好手术剪刀或刀片、纱布和胶布。
2. 有可能接触到血液或其他体液时,要戴无菌手套。
3. 拆除缝合线。
4. 拔除导管。

确认导管已完整拔除。

5. 在穿刺部位持续按压10分钟。

如果血管粗大或使用抗凝剂者,要延长按压时间。

6. 10分钟后,确认出血已停止。
7. 加压包扎。
8. 次日检查手术部位并确认肢体远端血运良好。

(许继波译 王燕云校)

14 塞尔丁格法股动脉置管

这项技术用于卧床且桡动脉或足背动脉穿刺失败或不能进行穿刺的患者。

适应证

适用于血流动力学监测、动脉血取样、卧床患者频繁抽血。一般在密切观察患者的 ICU 病房实施动脉置管。

禁忌证

1. 拟穿刺部位有感染或损伤。
2. 拟穿刺的血管有闭塞或血栓。

注意事项

1. 凝血异常

在插管之前,应纠正血小板数量和功能异常以及凝血因子浓度异常。

2. 现症全身性感染

只有在确定了感染源并采取了适当的治疗后,才考虑外周血管内置管,然而这种情况有时难以实现。

3. 血管穿孔

使用导丝时,这种危险随时存在。

4. 导管脱出或连接松动

这种情况会导致快速失血。

所需器材

1. 备皮用品（碘酒、洗必泰或酒精）
2. 局部麻醉物品（1%～2%的利多卡因、25号针、3ml注射器）
3. 无菌手套
4. 无菌巾或无菌单
5. 塞尔丁格法穿刺用品（或专门的动脉导管穿刺包）
   a. 穿刺针（16号～18号）
   b. 10 ml注射器
   c. 导丝
   d. 手术刀
   e. 扩张器
   f. 导管
6. 如果不使用塞尔丁格法，可使用一个套管针系统
7. 加压传导系统所需的肝素化盐水
8. 用于动脉血取样的血气针
9. 备有肝素化盐水的5 ml注射器
10. 固定导管的缝合线
11. 连续动脉压监测设备
12. 无菌敷料

解剖/入路

选择位置

1. 回顾腹股沟部位的血管走行
   a. 在髂前棘和耻骨联合之间找到股静脉。
   b. 回顾动脉与静脉的走行（NAVELS）：
   神经→动脉→静脉→间隙→淋巴管→耻骨联合
   在髂前棘和耻骨联合之间找到股动脉（图14-1）。

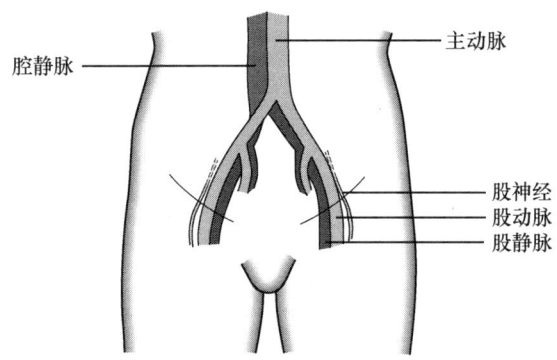

图 14-1 腹股沟脉管系统解剖示意图。(引自：Adams GA, Bresnick SD: On Call Surgery. Philadelphia, WB Saunders, 1997, p239.)

2. 触摸腹股沟找到脉搏搏动最强点。
3. 确认拟穿刺肢体远端脉搏搏动良好。

麻醉

局部麻醉。

方法（无菌塞尔丁格法）

1. 术前准备

a. 向患者解释操作过程。

b. 向患者解释操作的风险和替代方案，必要时需患者签署知情同意书。

c. 解答患者提出的问题。

2. 患者体位

a. 患者取仰卧位。

b. 把床提升到适宜的高度。

c. 确认所有设备处于备用状态。

3. 备皮

a. 采用无菌技术。

b. 备皮及铺手术单。

c. 用1‰~2‰的利多卡因在穿刺部位及固定缝线处行局部浸润麻醉。

d. 确认已充分麻醉。

4. 置入导管

a. 术者用非优势手的示指找到脉搏搏动最强的位置。

b. 在进针位置用无菌手术刀切开皮肤，以使导管进入皮肤时不受损害。

c. 在穿刺针上连接一个10 ml注射器。

d. 与动脉成45°角进针，在进针和退针期间抽吸针管。

通常在退针时找到血管。

e. 当鲜血自动进入注射器后，拔掉注射器，立即用手指堵在针孔上。

f. 经穿刺针放置导丝。

确认导丝通过时没有阻力，拔除导丝上的穿刺针。始终确保控制好导丝。

g. 延长皮肤上的切口达扩张器尺寸。

h. 沿导丝置入扩张器对穿刺通道进行扩张，然后取下扩张器，观察皮肤穿刺部位的出血量。

轻轻按压即可控制出血。

i. 把导管沿导丝经切口置入血管。

j. 拔出导丝，看到有搏动性鲜红色血液从导管中流出即确认置管成功。最后封闭导管尾部盖帽。

5. 如未发现快速回血

a. 拔出穿刺针，重新确定位置，调整进针方向，重新穿刺。

b. 重新穿刺之前，需用含肝素化盐水注射器冲洗穿刺针内的阻塞组织。

c. 如三次尝试均未能成功置管，应更换位置。

6. 当置管成功后

a. 用缝合线将导管固定在皮肤上。

b. 需要时抽取动脉血液标本。

c. 连接测压器持续监测动脉压。

d. 无菌敷料包扎。
7. 记录操作过程。
8. 全面评估
a. 每日都要对动脉置管的必要性进行评估。
b. 确认每日有充足的血液流向肢体末端。
c. 如果出现发热,应从穿刺部位及其他部位抽血做细菌培养。
d. 如果穿刺部位一直保持清洁,可用导丝更换新的导管。

并发症

1. 置管失败。
2. 空气栓塞

动脉内空气栓子可引起血管远端肢体的缺血。

3. 穿刺部位感染

必须拔除导管,必要时选择其他部位重新置管。

4. 化脓性血栓性静脉炎

这种情况需要外科引流和静点抗生素治疗。

5. 导管相关性脓毒血症

需拔除导管并静点抗生素治疗。

6. 血管血栓

血管暂时阻塞较常见,在动脉置管中发生率为10%,做拔管处理。

7. 肢体远端缺血

拔除导管,观察远端脉搏搏动情况。

8. 出血
a. 导管脱出或连接松动。

必须检查导管连接情况。在动脉压力下,导管连接不紧会导致快速失血。

b. 血管穿刺部位出血或血肿

持续按压10分钟。

有时需在穿刺部位缝一针。

9. 动脉导管失灵。

动脉导管的拔除

1. 准备好手术剪刀或刀片、纱布和胶布。
2. 有可能接触到血液或其他体液时，要戴无菌手套。
3. 拆除缝合线。
4. 拔除导管

确认导管已完整拔除。

5. 在穿刺部位持续按压 10 分钟

如果血管粗大或使用抗凝剂者，要延长按压时间。

6. 10 分钟后，确认出血已停止。
7. 加压包扎。
8. 次日检查手术部位并确认肢体远端血液循环良好。

(许继波译　吴寿岭校)

主动脉内球囊反搏

主动脉内球囊反搏（IABP）用于急性左心衰，也可临时用于心脏手术后或作为等待心脏移植手术患者的过渡治疗。

适应证

1. 左心室衰竭。
2. 灌注不足（心源性休克、心肌梗死（MI）、瓣膜破裂、体外循环）。

禁忌证

1. 拟穿刺部位有感染或损伤。
2. 拟穿刺的血管有闭塞或血栓。
3. 主动脉瓣关闭不全。
4. 主动脉瘤。

注意事项

1. 凝血异常

在插管之前，应纠正血小板数量和功能异常以及凝血因子浓度异常。

2. 现症全身感染。
3. 血管穿孔

使用导丝时，这种危险随时存在。

4. 导管脱出或连接松动

这种情况会导致快速失血。

所需器材

1. 备皮用品（碘酒、洗必泰或酒精）
2. 局部麻醉用品（1%～2%的利多卡因、25号针、3ml注射器）
3. 无菌手套
4. 无菌巾或无菌单
5. 塞尔丁格法穿刺用品（或专门的动脉导管穿刺包）
a. 穿刺针（16号～18号）
b. 10ml注射器
c. 导丝
d. 手术刀
e. 扩张器
f. 导管
6. 主动脉内球囊反搏所需物品
a. 主动脉内球囊泵
b. 球囊
c. 润滑球囊的盐水
7. 加压传导系统所需的肝素化盐水
8. 用于动脉血取样的血气针
9. 备有肝素化盐水的5ml注射器
10. 固定导管的缝合线
11. 连续动脉压监测设备
12. 无菌敷料

解剖/入路

选择位置

1. 回顾腹股沟部位的血管走行
a. 在髂前棘和耻骨联合之间找到股静脉。
b. 回顾动脉与静脉的走行（NAVELS）：

神经
动脉
静脉
间隙
淋巴管
耻骨联合

在髂前棘和耻骨联合之间找到股动脉（图15-1）。

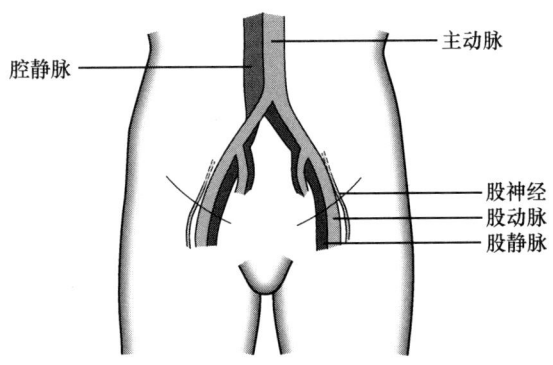

图15-1 腹股沟脉管系统解剖图示意图。（引自：Adams GA, Bresnick SD: On Call Surgery. Philadelphia, WB Saunders, 1997, p239.）

2. 触摸腹股沟找到脉搏搏动最强点。
3. 确认拟穿刺肢体远端脉搏搏动良好。
4. 有时需要血管切开。

麻醉

局部麻醉。

方法（无菌塞尔丁格法）

大多数主动脉内球囊泵作为成套穿刺包的组成部分，随时可与特定的仪器相连。（见第14章）

1. 术前准备
a. 向患者解释操作过程。

b. 向患者解释操作的风险和替代方案，必要时需患者签署知情同意书。

c. 解答患者提出的问题。

2. 患者体位

a. 患者取仰卧位。

b. 把床提升到适宜的高度。

c. 确认所有设备处于备用状态。

3. 备皮

a. 采用无菌技术。

b. 备皮及铺手术单。

c. 用1%～2%的利多卡因在穿刺部位及固定缝线处行局部浸润麻醉。

d. 确认已充分麻醉。

4. 置入导管

a. 术者用非优势手的示指找到脉搏搏动最强的位置。

b. 在穿刺部位用无菌手术刀切开皮肤，以使导管进入皮肤时不受损害。

c. 在穿刺针上连接一个10 ml注射器。

d. 与动脉成45°角进针，在进针和退针期间抽吸针管。
通常在退针时找到血管。

e. 当鲜血自动进入注射器后，拔掉注射器，立即用手指堵在针孔上。

f. 经穿刺针放置导丝。
确认导丝通过时没有阻力，拔除导丝上的穿刺针。始终确保控制好导丝。

g. 延长皮肤上的切口达扩张器尺寸。

h. 沿导丝置入扩张器，并使扩张器在穿刺部位停留片刻，然后取下扩张器。
观察穿刺部位的出血量。轻轻按压即可控制出血。
必要时用钳子轻轻扩张一下皮肤切口。

5. 如未发现快速回血

a. 拔出穿刺针，重新确定位置，调整进针方向，重新穿刺。

可以调整到腹股沟上约1cm处。

b. 重新穿刺之前,需用含肝素化盐水注射器冲洗穿刺针内的阻塞组织。

c. 如三次尝试均未能成功置管,应更换位置。

6. 插入球囊引导器

a. 测量插入导管的长度。通过测量插管位置到胸骨切迹的距离来估计所需插入的长度。

b. 用肝素化盐水湿润球囊。

c. 从引导器中拔出管心针。

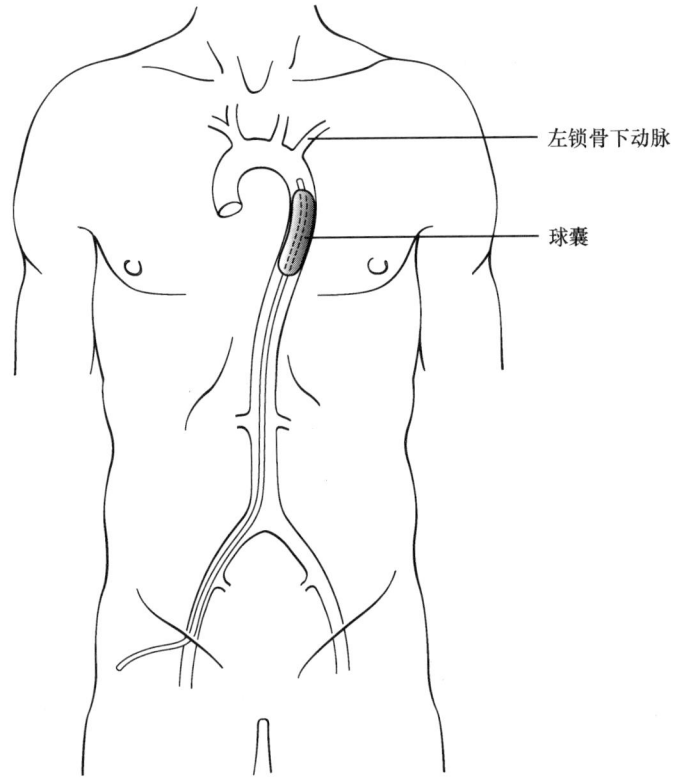

图 15-2　IABP 头端的最佳置放位置。(引自:Bresnick and Adams: On Call Procedures, 1st ed. Philadelphia, WB Saunders, 2000, p77, Fig. 15-1.)

d. 把球囊引导器套在导丝上送入切口。

e. 拔出导丝。

f. 通过抽吸术来确定球囊引导器的位置是否合适（血应自动流出）。

用肝素化盐水冲洗导管。注意冲洗这些导管时应避免空气栓塞。

g. 把相关的连接管与主动脉内球囊泵和压力监测系统连接。

h. 用缝合线在适当位置固定导管。

i. 用无菌敷料覆盖穿刺部位。

j. 通过X线检查确定球囊的位置（图15-2）。

近侧球囊端应在左锁骨下动脉以下2~3 cm。

7. 记录操作过程。

8. 全面评估

a. 要经常评估主动脉内球囊泵置管的必要性。

b. 确认每日有充足的血液流向肢体末端。

并发症

1. 置管失败。

2. 空气栓塞

动脉内空气栓子可引起血管远端肢体的缺血。

3. 穿刺位置感染

必须拔除导管，必要时选择其他部位重新置管。

4. 化脓性血栓性静脉炎

这种情况需要外科引流和静点抗生素。

5. 导管相关性脓毒血症

需拔除导管并静点抗生素治疗。

6. 血管血栓

血管暂时阻塞较常见，在动脉置管中发生率为10%，做拔管处理。

7. 肢体远端缺血

拔除导管，观察远端脉搏搏动情况。

8. 出血

a. 导管脱出或连接松动。

必须检查导管连接情况。在动脉压力下，导管连接不紧会导致快速失血。

b. 血管穿刺部位出血或血肿。

持续按压10分钟。

有时需在穿刺部位缝一针。

9. 动脉导管失灵。

10. 肾动脉阻塞或低血压引起的肾损害。

主动脉内球囊泵的拔除

1. 确认不再需要主动脉内球囊泵。
2. 确认已建起充分的静脉和动脉通路。
3. 准备好手术剪刀或刀片、纱布和胶布。
4. 有可能接触到血液和其他体液时，要戴无菌手套。
5. 关闭主动脉内球囊泵。
6. 通过抽吸放出球囊内气体。
7. 拆除缝合线。
8. 向外拔球囊泵，直至刚好可看到引导器。
9. 用持续稳定的力量同时拔出球囊和引导器。

确认导管已完整拔除。

10. 用恒力按压穿刺部位。

a. 在导管插入位置上按压。

b. 首先从远处减压，允许一些血液回流帮助远端血凝块自穿刺部位流出。

c. 当不再有血凝块流出时，重新施加远端压力并从近端首先减压，使近端血凝块自穿刺部位流出。

d. 在穿刺位置上方重新加压30分钟。

11. 30分钟后，在该位置施行加压包扎或放置沙袋。
12. 患者下肢伸直保持仰卧位至少6小时。
13. 定期检查该穿刺部位，确认肢体末端血运良好。
14. 24小时内对插管位置和肢体末端血液灌注的情况进行

评估。

15. 如腹股沟穿刺部位的出血加压不能控制,需考虑手术修补缝合。

(许继波译 韩亚安校)

中心静脉置管与设备

这些导管可用于血液动力学监测（中心静脉压[CVP]或 Swan-Ganz 导管）、透析入路、长期多管路给药或全胃肠外营养（TPN）。也可通过这些穿刺部位抽取静脉血液标本。

许多医疗机构为了减少感染的发生率，对中心静脉置管制定了严格的规定。一定要按照医疗机构的规定执行。

16 锁骨下静脉置管入路

锁骨下静脉插管是常用的中心静脉置管路径。对清醒患者而言，是最舒适的置管部位，操作容易且相对安全，而且该部位容易保持清洁，易于保护。但和颈内静脉、股静脉相比，操作过程中发生气胸的风险较高。

适应证

1. 输入高浓度的营养液或药物。
2. 应用强心药。
3. 长时间给药。
4. 血液透析。
5. 监测中心静脉压（CVP）。

禁忌证

1. 拟穿刺部位感染或损伤。
2. 拟穿刺的血管闭塞或血栓形成。

注意事项

1. 凝血异常

在插管之前，应纠正血小板数量和功能异常以及凝血因子浓度异常。

2. 现症全身性感染

只有在确定了感染源并采取了适当的治疗后，才考虑外周血管内置管，然而这种情况有时难以实现。

3. 血管穿孔

使用导丝时，这种危险随时存在。

4. 导管脱出或连接松动

这种情况会导致快速失血。

所需器材

许多静脉置管都有专用穿刺包。查阅各种穿刺包说明书，以获得完整翔实的信息。

1. 备皮用品（碘酒、洗必泰或酒精）
2. 局部麻醉用品（1%～2%利多卡因、25号针、3 ml注射器）
3. 无菌手套
4. 无菌巾或无菌单
5. 塞尔丁格法穿刺用品（或专门的血管穿刺包）
   a. 穿刺针（16号～18号）
   b. 10 ml注射器
   c. 导丝
   d. 手术刀
   e. 扩张器
   f. 导管
6. 如果不使用塞尔丁格法，可使用一个套管针系统。
7. 冲洗导管的肝素化盐水
8. 固定导管的缝合线
9. 连续中心静脉压（CVP）监测设备
10. 无菌敷料

解剖/入路

1. 锁骨下静脉位于第一肋和前斜角肌的前方（图16-1）。
2. 静脉位于锁骨后，在锁骨中间的下面穿过锁骨，在锁骨远端三分之一处跨过锁骨，和位于颈下部的颈内静脉汇合。
3. 如需在右心置管，选择左侧锁骨下静脉更理想，因为和右侧相比在左侧锁骨下静脉置管弧度更加平缓。
4. 虽然可选择锁骨上作为穿刺部位，但最常用的穿刺部位还是锁骨下。

5. 一般选择锁骨远端三分之一，锁骨下 1 cm 处为穿刺部位（图 16-2）。

6. 应用超声可提高置管的速度和准确性。

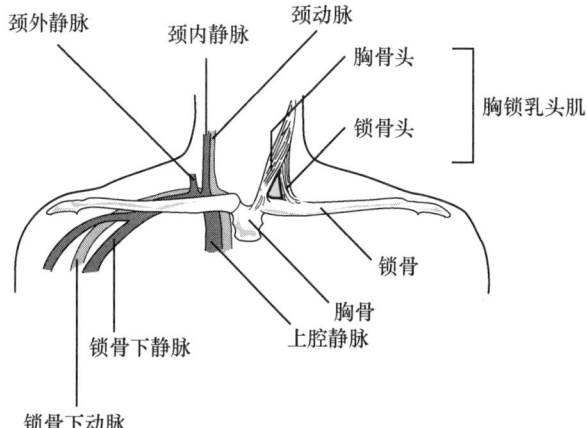

图 16-1 颈部脉管系统解剖。（引自：Adams GA, Bresnick SD: On Call Surgery. Philadelphia, WB Saunders, 1997, p242.）

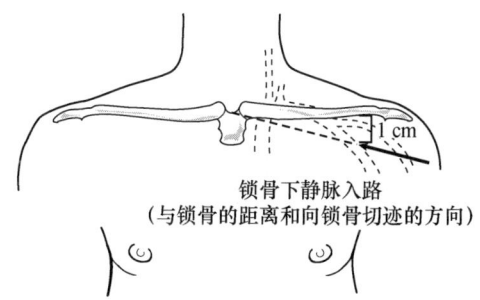

图 16-2 穿刺部位和锁骨下入路的正确方向。（引自：Adams GA, Bresnick SD: On Call Surgery. Philadelphia, WB Saunders, 1997, p242, Fig. 16-2.）

麻醉

局部麻醉。

方法（无菌塞尔丁格法）

穿刺包内含具体说明书

1. 术前准备

a. 向患者解释操作过程。

b. 向患者解释操作的风险和替代方案，必要时需患者签署知情同意书。

c. 解答患者提出的问题。

2. 患者体位

a. 选择仰卧和15°特伦德伦伯（Trendelenburg）体位，有利于锁骨下静脉充盈。

b. 把床提升到适宜的高度。

c. 嘱患者头转向穿刺部位的对侧。

d. 确认所用设备处于备用状态。

e. 肩胛间的脊柱下放置一个圆枕（可选）。

3. 备皮

a. 采用无菌技术。

b. 备皮及铺手术单。

c. 用1%～2%的利多卡因从穿刺点开始向锁骨方向行浸润麻醉，当针尖抵达锁骨后逐渐分次对骨膜进行浸润麻醉。

d. 将导管放在无菌区域，模拟其置管后大概的解剖位置，估计到达上腔静脉（SVC）所需导管的长度。该步骤一般不需要将导管插入导管鞘。

e. 确认已充分麻醉。

4. 置入导管

a. 穿刺针接10 ml注射器。

b. 穿刺针和皮肤呈20°～30°夹角刺入。针尖指向中上方对准胸骨上凹（图16-3）。将一个手指放在覆盖无菌单的胸骨上凹处作为标志（图16-3A）。在锁骨下刺入穿刺针，这样能确保绕过锁骨在其下方找到穿刺空间。沿着锁骨背侧进针，边进针边抽吸（进针约5 cm）。

c. 如未刺入静脉，则边回抽边缓慢退针，通常在退针过程中找到静脉。

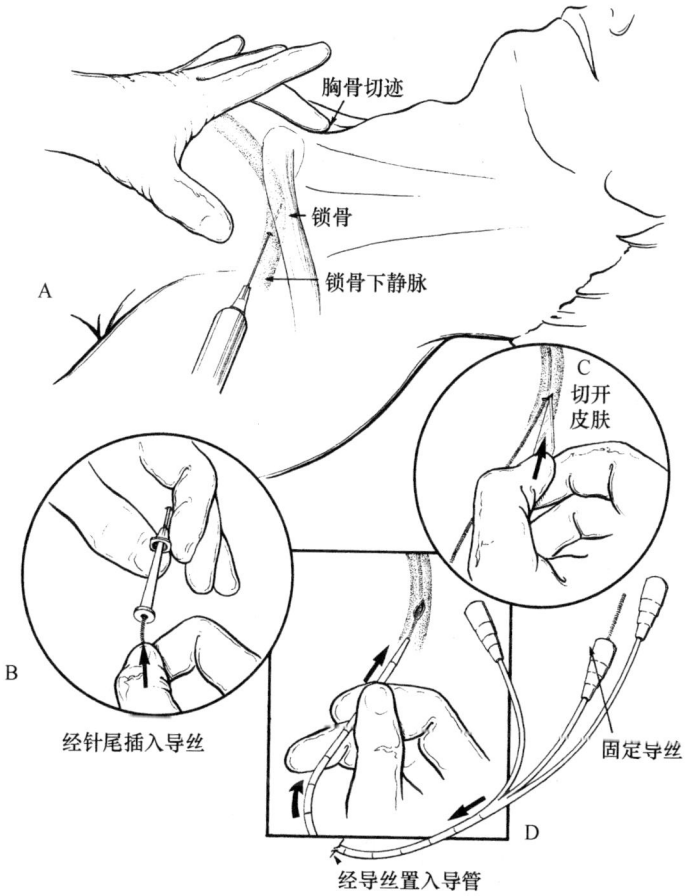

图16-3 锁骨下静脉置管术（塞尔丁格法）示意图。（引自：Dunmire SM, Paris PM: Atlas of Emergency Procedures. Philadelphia, WB Saunders, 1995, p199.）

d. 当有暗红色的静脉血涌入注射器后,拔掉注射器,立即用手指堵在针孔上,防止空气栓塞。

e. 经穿刺针放置导丝(图 16-3B)。

确认导丝通过时没有阻力,拔除穿刺针,始终确保控制好导丝。

f. 用手术刀切开穿刺部位皮肤(图 16-3C)。

g. 通过导丝置入扩张器对穿刺通道进行扩张,然后拔出扩张器,注意观察皮肤穿刺部位出血情况。轻微压迫即可止血。

h. 经过导丝置入导管(图 16-3D)。

i. 拔出导丝,导管各腔均有回血抽出,即确认导管置入正确。在各腔注入肝素化盐水后,扣上导管尾端盖帽。

5. 如未发现快速回血

a. 拔出穿刺针,重新确定位置,调整进针方向,重新穿刺。

b. 再次穿刺前,需用含无菌生理盐水的注射器冲洗穿刺针内的阻塞组织。

c. 如三次尝试均未能成功置管,应更换至另一侧操作。

首先行胸部 X 线检查除外气胸。

d. 超声检查确认导管位置。

6. 如回抽为动脉血

a. 立即拔出穿刺针,终止操作。

b. 因该部位的解剖学特点,常不易压迫止血(图 16-4)。对血小板或凝血功能异常的患者,颈内静脉或股静脉路径置管是明智的选择。

c. 术后 24 小时应严密监测有无呼吸窘迫、穿刺部位肿胀或严重失血的表现。

7. 如回抽为气体

a. 立即拔出穿刺针,停止操作。

b. 行直立后前位(PA)和侧位胸部 X 线检查,并在 12~24 小时内复查。

c. 术后 24 小时严密监测气胸的征象。

d. 胸部 X 线检查除外气胸后,可选择在对侧重新操作。

8. 置管成功后

a. 用缝合线固定导管。

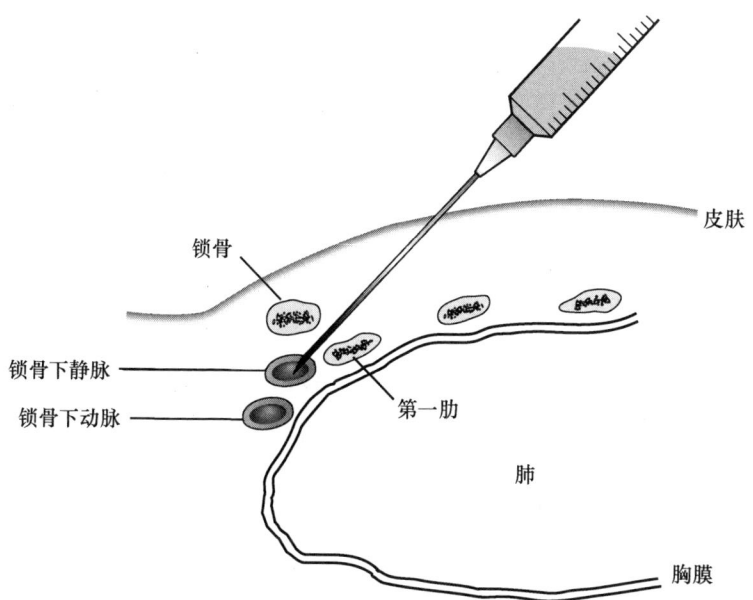

图 16-4 经锁骨内侧入路进行锁骨下静脉置管术示意图。(引自：Adams GA, Bresnick SD: On Call Surgery. Philadelphia, WB Saunders, 1997, p244.)

b. 需要时可抽取血液标本。
c. 无菌敷料包扎。
d. 在输液前行直立位胸部 X 线检查确认导管位置。
e. 根据胸部 X 线检查的结果调整导管的位置。
f. 如需要可进行连续中心静脉压监测。
9. 记录操作过程。
10. 全面评估
a. 每日评估中心静脉置管的必要性。
b. 每日检查穿刺部位有无感染。
c. 如出现发热，应从该导管和其他置管处抽血做细菌培养。
d. 如果穿刺部位一直保持清洁，应每 3～7 天经导丝更换导管一次。

并发症/问题

1. 静脉空气栓塞。

2. 气胸

a. 立即行直立位胸部 X 线检查确诊。

b. 吸入浓度为 100% 的氧气。

c. 若出现呼吸困难,行胸廓造瘘置管(见第 30 章)。

d. 该并发症常在置管后 24 小时内出现。

3. 导丝栓塞

必须经血管外科或介入放射学的方法取出栓子。

4. 动脉损伤

压迫穿刺部位,但该部位不易压迫止血。

5. 置管失败

应首先行胸部 X 线检查除外气胸,然后更换至另一侧重新置管。

6. 导管放置错误

有时导管会误入其他血管(如误入颈内静脉而不是上腔静脉)。

在置管期间要确保 J 型导丝的方向正确(图 10-2)。

7. 急性心脏压塞

要熟记 Beck 三联征:低血压、颈静脉怒张和心音低。

需紧急行心包穿刺术(见第 32 章)。

8. 穿刺部位感染

应拔出导管。

9. 化脓性血栓性静脉炎

这种情况需外科手术引流和静点抗生素。

10. 导管相关性脓毒血症

应拔除导管并静点抗生素治疗。

11. 血管血栓

拔出导管。

12. 出血

a. 导管脱出或连接松动

必须检查导管连接情况。导管连接不紧会导致快速失血。

b. 血管穿刺部位出血或血肿

连续按压10分钟。

有时需在穿刺部位缝一针。

13. 导管失灵。

锁骨下静脉导管的拔除

1. 确认患者不再需要使用中心静脉导管。
2. 如果必须使用外周导管，确保其位置良好且畅通。
3. 准备好手术剪刀或刀片、纱布和胶布。
4. 有可能接触血液或其他体液时，要戴手套。
5. 患者取仰卧位。
6. 若需留取血液进行培养，应先用无菌肥皂清洗导管周围皮肤。
7. 拆除缝合线。
8. 拔出导管

a. 去除连接于导管上的所有输液管。

b. 夹闭或封闭所有导管腔。

c. 嘱患者屏住呼吸。

可使胸腔内压力增加，降低空气栓塞的风险。

d. 一些长期留置的导管带有皮下套管，其会和周围组织粘连[如：希克曼（Hickman）套管、波维艾克（Broviac）套管]。拔管前必须首先分离套管与皮下组织的粘连部分。如套管和穿刺部位的距离较短，可在消毒皮肤且局部麻醉后，使用止血钳经皮肤穿刺部位直接分离。有时需在可触及套管的表皮做一切口，以分离周围组织；有时轻微用力即可使套管脱离导管，安全地从皮下组织中拔出。

e. 导管拔出过程中，应用力均匀、动作连贯。

f. 确认导管已完整拔出。

如果在拔管过程中部分导管断裂，导管断端可移行，引起心律失常或呼吸困难。必须经血管外科或介入放射学的方法取出。

9. 在穿刺部位持续按压10分钟

如果血管粗大或使用抗凝剂者，要延长按压时间。
10. 轻压穿刺部位皮肤。
11. 10分钟后，确认出血已停止。
12. 加压包扎24~48小时。
13. 如有临床指征，可在导管尖端留取标本进行培养。
14. 记录操作过程。
15. 次日检查穿刺部位皮肤有无感染或持续出血。

（李晓岚译　吴寿岭校）

17

颈内静脉置管入路

颈内静脉插管在中心静脉插管中较常见。虽然操作过程没有锁骨下置管便捷,但许多术者仍认为该方法简单,且可降低插管过程中气胸的发生率。对血小板功能障碍或凝血异常者,由于颈内静脉血管易压迫,较锁骨下静脉更受术者欢迎。

适应证

1. 输入高浓度营养液或药物。
2. 应用强心药。
3. 长时间给药。
4. 血液透析。
5. 监测中心静脉压。

禁忌证

1. 拟穿刺部位感染或损伤。
2. 拟穿刺的血管闭塞或形成血栓。

注意事项

1. 凝血异常

在插管之前,应纠正血小板数量和功能异常以及凝血因子浓度异常。

2. 现症全身性感染

只有在确定感染源并采取了适当的治疗之后,才考虑外周血管内置管,然而这种情况有时难以实现。

3. 血管穿孔

使用导丝时,这种危险随时存在。

4. 导管脱出或连接松动

这种情况将导致快速失血。

所需器材

许多静脉置管都有专用穿刺包。查阅各种穿刺包说明书，以获得完整翔实的信息。

1. 备皮用品（碘酒、洗必泰或酒精）
2. 局部麻醉用品（1%～2%利多卡因、25号针、3 ml注射器）
3. 无菌手套
4. 无菌巾或无菌单
5. 塞尔丁格法穿刺用品（或特殊血管穿刺包）
  a. 穿刺针（16号～18号）
  b. 10 ml注射器
  c. 导丝
  d. 手术刀
  e. 扩张器
  f. 导管
6. 如果不使用塞尔丁格法，可使用一个套管针系统
7. 冲洗导管的肝素化盐水
8. 固定导管的缝合线
9. 连续中心静脉压监测设备

解剖/入路

1. 颈内静脉从颅底经颈静脉孔穿过，在颈动脉后外侧伴行，和颈动脉一起位于颈部中央的颈动脉鞘内（图17-1）。

2. 静脉在颈部顶端位于胸锁乳突肌内侧，从胸锁乳突肌下穿过，在锁骨内侧汇入锁骨下静脉。

3. 颈内静脉的走行方向为乳突前和胸锁关节外侧的连线。

4. 胸锁乳突肌的两头（即内侧的胸骨头和外侧的锁骨头），在颈中下构成颈三角，三角底部由锁骨中段构成。颈内静脉由顶部进入三角沿胸骨头的外侧走行。

5."中央或中间入路"选择三角的顶部为穿刺部位，向同侧乳头方向进针（图 17-2）。

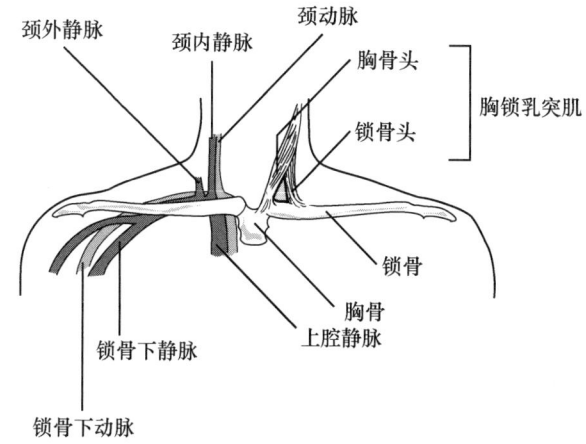

图 17-1 颈内静脉的解剖示意图。（引自：Adams GA, Bresnick SD: On Call Surgery. Philadelphia, WB Saunders, 1997, p242.）

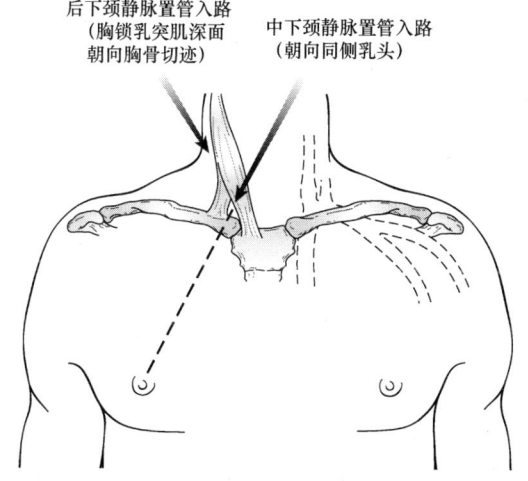

图 17-2 中央或中间入路的插入部位在三角的顶端，向同侧乳头方向进针。（引自：Adams GA, Bresnick SD: On Call Surgery. Philadelphia, WB Saunders, 1997.）

6. "后入路"选择胸锁乳突肌起始部外侧、锁骨上 4~5 cm 处为穿刺部位,针头在胸锁乳突肌下方,向胸骨切迹方向进针(图 17-2)。

7. 选择右侧静脉有以下优点:

a. 进入右心房路径最直接。

b. 右胸膜顶低于左侧,故气胸的发生率低。

c. 右侧颈静脉通常较左侧粗。

d. 与动脉伴行的颈静脉,右侧变异少于左侧。

e. 无刺入胸导管的风险。

8. 应用超声可提高插管的速度和准确性。

麻醉

局部麻醉。

方法(无菌塞尔丁格法）

一般步骤与锁骨下置管相似。参考该导管的放置,不同点概括如下:

1. 术前准备

a. 向患者解释操作过程。

b. 向患者解释操作的风险和替代方案,必要时需患者签署知情同意书。

c. 解答患者提出的问题。

2. 患者体位

a. 患者必须仰卧位。

b. 确认所有设备处于备用状态。

c. 将床推离墙边,把床提升到适宜的高度。

d. 去除枕头。

e. 去除床头挡栏。

f. 嘱患者头部向对侧转 30°。过度旋转反而达不到目的。

g. 特伦德伦伯体位逆向旋转 10°~15°,有利于静脉充盈。

3. 备皮

a. 采用无菌技术。

b. 备皮及铺手术单,可覆盖患者面部。确认患者舒适且不影响呼吸。

c. 用1%~2%的利多卡因在穿刺部位行局部浸润麻醉,麻醉范围还要覆盖缝合处。

d. 将导管放在无菌区域,模拟其置管后大概的解剖位置,估计到达上腔静脉所需导管的长度。

e. 确认已充分麻醉。

4. 置入导管

a. 在穿刺针上连接10 ml注射器。

颈内静脉穿刺通常选择22号"探测"针。原理是如果误穿颈动脉,针孔比大号穿刺针小。相应发生出血和空气栓塞的风险小。一旦确定颈内静脉的方向和深度,应更换较大号穿刺针,依次放置导管。

b. 用非优势手触摸颈动脉搏动,选择触及轻微波动的颈动脉内侧为穿刺部位。

c. 如必要可选择超声确定血管的位置和通畅与否。通过挤压证实是否通畅。

d. 与皮肤呈20°~30°角刺入穿刺针。

(i) 中央或中间入路(最可靠的路径)

针尖方向为下外侧,朝向同侧乳头(图17-3A),一边进针一边抽吸(约1~4 cm)。

(ii) 后入路

如选择后路径,针头向前下方朝胸骨切迹进针(约5 cm)(图17-3B)。

e. 如未穿入血管,则边抽吸边退针,通常在退针过程中可发现血管。

f. 当暗红色的静脉血涌入注射器后,拔掉注射器,立即用手指堵住针孔以避免空气栓塞。

g. 经穿刺针置入导丝,按照塞尔丁格技术完成操作过程(见第10章)。

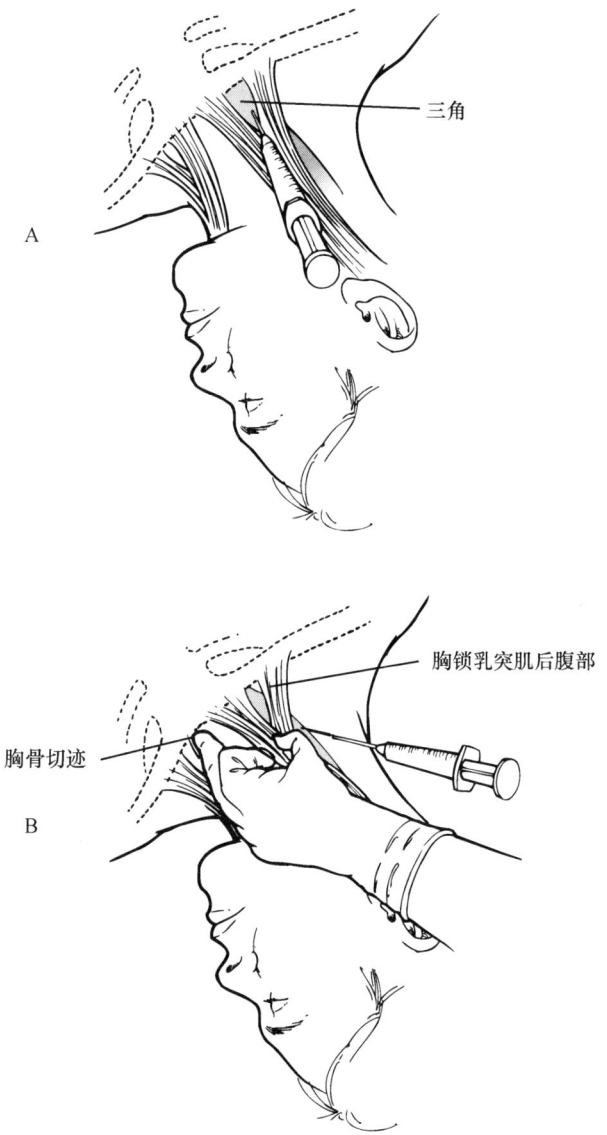

图 17-3 颈内静脉插管术。针头向下外侧，朝同侧乳头方向进针。A. 中入路；B. 后入路。（引自：Dunmire SM, Paris PM: Atlas of Emergency Procedures. Philadelphia, WB Saunders, 1995.）

5. 如未见快速回血

a. 拔出穿刺针，重新确定位置，调整进针方向，重新穿刺。

b. 再次穿刺前，需用含无菌肝素化盐水的注射器冲洗穿刺针内的阻塞组织。

c. 如果三次尝试均未能成功置管，应更换至另一侧操作。首先应行胸部 X 线检查，除外气胸。

d. 用超声确认导管位置。

6. 如回抽为动脉血

a. 立即拔除穿刺针，终止操作。

b. 持续按压穿刺部位 10 分钟。

c. 一旦局部出血被控制，可重新开始操作。

d. 术后 24 小时应严密监测有无呼吸窘迫、穿刺部位肿胀或严重失血的表现。

7. 如回抽为气体

a. 立即拔除穿刺针，终止操作。

b. 行直立后前位和侧位胸部 X 线检查，并在 12～24 小时内复查。

c. 术后 24 小时严密监测气胸的征象。

d. 胸部 X 线检查除外气胸后，可在对侧重新操作。

8. 置管成功后

a. 用缝合线固定导管。

b. 需要时抽取血液标本。

c. 无菌敷料包扎。

d. 在输液前行直立位胸部 X 线检查以确定导管的位置。

e. 据胸部 X 线检查结果，调整导管的位置。

f. 如需要可行连续中心静脉压监测。

9. 记录操作过程。

10. 全面评估

a. 每日评估中心静脉置管的必要性。

b. 每日检查穿刺部位有无感染。

c. 如出现发热，应从该导管和其他置管处抽血做细菌培养。

c. 如果穿刺部位一直保持清洁，应每 3～7 天经导丝更换导管一次。

并发症/问题

1. 静脉空气栓塞。
2. 气胸
a. 立即行直立位胸部 X 线检查确诊。
b. 吸浓度为 100% 的氧气。
c. 如已出现呼吸困难,行胸廓造瘘置管(见第 30 章)。
d. 该并发症常在导管放置后 24 小时内出现。
3. 导丝栓塞
必须经血管外科或介入放射学的方法取出栓子。
4. 颈动脉损伤
压迫穿刺部位。
5. 置管失败
应首先行胸部 X 线检查除外气胸,再更换至另一侧重新操作。
6. 导管误置
有时导管会误入其他静脉(如误入锁骨下静脉而不是上腔静脉)。
在置管过程中确保 J 型导丝方向正确(图 10-2)。
7. 急性心脏压塞
熟记 Beck 三联征:低血压、颈静脉怒张和心音低。
需紧急行心包穿刺术(见第 32 章)。
8. 穿刺部位感染
需拔除导管。
9. 化脓性血栓性静脉炎
这种情况需外科手术引流和静点抗生素。
10. 导管相关性脓毒血症
拔除导管并静点抗生素治疗。
11. 血管血栓
拔除导管。
12. 出血
a. 导管脱出或连接松动。

检查导管连接情况，导管连接不紧会导致快速失血。

b. 穿刺部位出血或血肿。

持续按压10分钟。

有时需在穿刺部位缝一针。

13. 导管失灵。

颈内静脉导管的拔除

1. 确认患者不再需要使用中心静脉导管。
2. 如果必须使用外周导管，确保其位置良好且畅通。
3. 备好手术剪刀或刀片、纱布和胶布。
4. 可能接触血液或其他体液时应戴手套。
5. 患者取仰卧位。
6. 若需留取血液进行培养，应先用无菌肥皂清洗导管周围皮肤。
7. 拆除缝合线。
8. 拔出导管

a. 去除连接于导管上的所有输液管。

b. 夹闭或封闭所有导管腔。

c. 嘱患者屏住呼吸。

这可增加胸腔内压力，降低空气栓塞的风险。

d. 一些长期留置的导管带有皮下套管，其会和周围组织粘连（如：希克曼套管、波维艾克套管）。拔管前必须首先分离套管与皮下组织的粘连部分。如套管和穿刺点的距离较短，可在消毒皮肤且局麻后，使用止血钳经皮肤穿刺部位直接分离。有时需在可触及套管的表皮做一切口，以分离周围组织；有时轻微用力即可使套管脱离导管，安全地从皮下组织中拔出。

e. 导管拔出过程中，应用力均匀，动作连贯。

f. 确认导管已完整拔出。

如果在拔管过程中部分导管断裂，导管断端可移行，引起心律失常或呼吸困难。必须经血管外科或介入放射学的方法取出。

9. 在穿刺部位持续按压10分钟

如果血管粗大或使用抗凝剂者，要延长按压时间。

10. 轻压穿刺部位皮肤。
11. 10分钟后,确认出血已停止。
12. 加压包扎24~48小时。
13. 如临床需要,可在导管尖端留取标本进行培养。
14. 记录操作过程。
15. 次日检查穿刺部位皮肤有无感染或持续出血。

(李晓岚译　白若梅校)

股静脉置管入路

在所有置管入路中,股静脉置管入路最容易,也最安全。导管尖端位于下腔静脉(IVC)。对那些想活动或需监测肺动脉楔压的患者,该部位不是理想选择,而且常容易将导管压于身下,须定期检查穿刺部位有无出血或感染。

适应证

1. 输入高浓度的营养液或药物。
2. 应用强心药。
3. 长时间给药。
4. 血液透析。
5. 监测中心静脉压(CVP)。

禁忌证

1. 拟穿刺部位有感染或损伤。
2. 拟穿刺的血管闭塞或形成血栓。

注意事项

1. 凝血异常

置管前应纠正血小板数量和功能异常以及凝血因子浓度异常。

2. 现症全身性感染者

只有在确定感染源并采取了适当的治疗之后,才考虑外周血管内置管,然而这种情况有时难以实现。

3. 血管穿孔

使用导丝时,这种危险随时存在。

4. 导管脱出或连接松动

这种情况会导致快速失血。

所需器材

许多静脉置管都有专用穿刺包。查阅各种穿刺包说明书，以获得完整祥实的信息。

1. 备皮用品（碘酒、洗必泰或酒精）
2. 局部麻醉用品（1%～2%利多卡因、25号针、3 ml注射器）
3. 无菌手套
4. 无菌巾或无菌单
5. 塞尔丁格法穿刺用品（或特殊血管穿刺包）
   a. 穿刺针（16号～18号）
   b. 10 ml注射器
   c. 导丝
   d. 手术刀
   e. 扩张器
   f. 导管
6. 如果不使用塞尔丁格法，可使用一个套管针系统
7. 冲洗导管的肝素化盐水
8. 固定导管的缝合线
9. 连续中心静脉压（CVP）监测设备
10. 无菌敷料

解剖/入路

1. 股静脉位于髂前上棘和耻骨联合之间。
2. 回顾动脉至静脉方向的解剖顺序（NAVELS）

神经

动脉

静脉

间隙

淋巴管

耻骨联合

(静脉位于搏动点和耻骨之间,图 18-1)

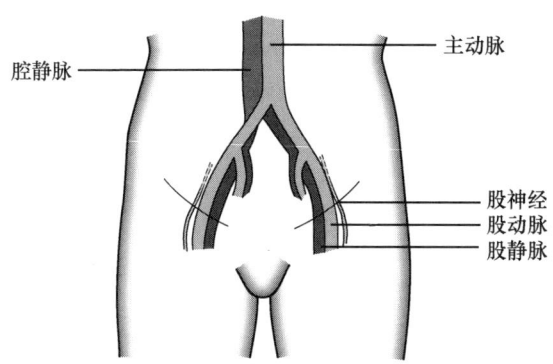

图 18-1 腹股沟血管解剖示意图。(引自:Adams GA, Bresnick SD: On Call Surgery. Philadelphia, WB Saunders, 1997, p239.)

麻醉

局部麻醉。

方法(无菌塞尔丁格法)

常规操作步骤同锁骨下置管相似。可参考其置管过程(见第16章),不同点概括如下:

1. 术前准备

a. 向患者解释操作过程。

b. 向患者解释操作的风险和替代方案,必要时需患者签署知情同意书。

c. 解答患者提出的问题。

2. 患者体位

a. 选择仰卧位。

b. 确认所有设备处于备用状态。

c. 确认床体高度合适。

3. 备皮

a. 采用无菌技术。

b. 备皮及铺手术单。必要时清除体毛。

c. 用1‰~2‰的利多卡因在穿刺部位行局部浸润麻醉,麻醉还应覆盖缝合处。

d. 确认已充分麻醉。

4. 置入导管

a. 穿刺针上连接10 ml注射器。

b. 用非优势手触及股动脉搏动。

c. 穿刺针在搏动点内侧,和皮肤呈30°~40°夹角刺入,针尖向上。

边进针边抽吸(深度约4 cm)。

d. 如未刺入静脉,则边回抽针管边缓慢退针,常在退针过程中发现静脉。

e. 当注射器内有暗红色静脉血涌入后,拔掉注射器,立即用手指堵住穿刺针孔防止空气栓塞。

f. 经穿刺针送入导丝,按塞尔丁格法完成操作(见第10章)。

5. 如未发现快速回血

a. 拔出穿刺针,重新确定位置,调整进针方向,重新穿刺。

b. 再次穿刺前,需用含肝素化盐水的注射器冲洗穿刺针内的堵塞组织。

c. 如三次尝试均未能成功置管,应更换至另一侧操作。

6. 如回抽为动脉血

a. 立即拔出穿刺针,终止操作。

b. 持续按压穿刺部位10分钟,如果血管粗大或使用抗凝剂者,则应延长按压时间。

c. 一旦出血被控制,可重新开始操作。

7. 置管成功后

a. 用肝素化盐水冲洗所有的导管腔。

b. 用缝合线将导管固定在皮肤上。

c. 需要时可抽取血液标本。

d. 无菌敷料包扎。

e. 使用导管前不必行常规胸部 X 线检查。

8. 记录操作过程。

9. 全面评估

a. 每日评估中心静脉置管的必要性。

b. 每日检查穿刺部位有无感染。

c. 如出现发热，应从该导管和其他置管处抽取血液做细菌培养。

d. 如果穿刺部位一直保持清洁，可每 3~7 天经导丝更换导管一次。

并发症/问题

1. 静脉空气栓塞。

2. 导丝栓塞

必须经血管外科或介入放射学的方法取出栓子。

3. 动脉损伤。

4. 置管失败。

5. 导管置入错误。

6. 穿刺部位感染

应拔出导管。

7. 化脓性血栓性静脉炎

这种情况需外科手术引流和静点抗生素。

8. 导管相关性脓毒血症

应拔除导管并静点抗生素治疗。

9. 血管血栓

拔出导管。

10. 出血

a. 导管脱出或连接松动

检查导管接头，导管连接不紧密可致快速失血。

b. 穿刺部位出血或血肿

持续按压 10 分钟。

11. 导管失灵。

股静脉导管的拔除

1. 确认患者不再需要使用中心静脉导管。
2. 如果必须使用外周导管，确保其位置良好且畅通。
3. 准备好手术剪刀或刀片、纱布和胶布。
4. 有可能接触血液或其他体液时应戴手套。
5. 患者取仰卧位。
6. 若需留取血液进行培养，应先用无菌肥皂清洗导管周围皮肤。
7. 拆除缝合线。
8. 拔出导管

a. 去除连接于导管上的所有输液管。

b. 夹闭或封闭所有导管腔。

c. 导管拔出过程中，应用力均匀、动作连贯。

d. 确认导管已完整拔出。

如果在拔管过程中部分导管断裂，导管断端可移行，引起心律失常或呼吸困难。必须经血管外科或介入放射学的方法取出。

9. 在穿刺部位持续按压 10 分钟

如果血管粗大或使用抗凝剂者应延长按压时间。

10. 轻压穿刺部位皮肤。
11. 10 分钟后，确认出血已停止。
12. 加压包扎 24～48 小时。
13. 如有临床指征，可在导管尖端留取标本进行培养。
14. 记录操作过程。
15. 次日检查穿刺部位皮肤有无感染或持续出血。

(李晓岚译　韩亚安校)

放置 Swan-Ganz 导管

应用 Swan-Ganz 导管可同时测定肺动脉压、中心静脉压和肺动脉楔压,后者间接反映左房压。使用该导管通过热稀释法可测定心输出量。

适应证

1. 急性心功能衰竭。
2. 重度血容量不足需快速补液。
3. 纠正重度血流动力学不稳定(如脓毒血症、出血、胰腺炎、体液转移、心脏病)。
4. 治疗严重肺疾患(如成人呼吸窘迫综合征)。
5. 留取血液标本和测定心排出量。

禁忌证

1. 拟穿刺部位感染或损伤。
2. 拟穿刺的血管闭塞或形成血栓。

注意事项

1. 凝血异常

插管前,应先纠正血小板数量和功能异常以及凝血因子浓度异常。

2. 现症全身性感染者

只有在未明确感染源并采取了适当治疗之后,才考虑外周血管内置管,然而这种情况有时难以实现。

3. 血管穿孔

使用导丝时,这种危险随时存在。

4. 导管脱出或连接松动

这种情况会导致快速失血。

所需器材

有许多置管都有专用穿刺包。查阅各种穿刺包说明书,以获得完整祥实的信息。

1. 备皮用品(碘酒、洗必泰或酒精)
2. 局部麻醉用品(1%～2%利多卡因、25号针、3 ml注射器)
3. 无菌手套
4. 无菌巾或无菌单
5. 塞尔丁格法穿刺用品(或特殊血管穿刺包)
   a. 穿刺针(16号～18号)
   b. 10 ml注射器
   c. 导丝
   d. 手术刀
   e. 扩张器
   f. 导管
6. Swan-Ganz导管置管用品
   a. Swan-Ganz导管
   b. 适当的监护仪
   c. 防护鞘
   d. 3 ml注射器
7. 冲洗导管的肝素化盐水
8. 固定导管的缝合线
9. 无菌敷料

解剖/入路

可经任何一种中心静脉路径(锁骨下静脉、颈内静脉或股静脉)置入导管。尽管许多操作者喜欢选择左锁骨下静脉入路因其走行较平缓,与进入肺动脉的路径较一致,但右颈内静脉是进入右心房最直接的路径。经股静脉路径置管通常难度较大，且需要 X 线辅助定位。请参考说明书所介绍的方法放置 Swan-Ganz 导管置入器。放置后，导管的漂浮需两个人操作。

麻醉

局部麻醉

方法（无菌塞尔丁格法）

1. 术前准备
a. 向患者解释操作过程。
b. 向患者解释操作的风险和替代方案，必要时需患者签署知情同意书。
c. 解答患者提出的问题。
2. 患者体位
a. 仰卧位和 15°特伦德伦伯体位（垂头仰卧位）使锁骨下静脉和颈内静脉充盈。如选择股静脉，则仰卧最好。
b. 抬高床体至合适高度。
c. 嘱患者头部转向对侧（选择锁骨下静脉或颈内静脉时）。
d. 确认所有设备处于备用状态。
e. 在肩胛之间的脊椎下加圆垫（选择锁骨下静脉或颈内静脉）
3. 备皮
a. 采用无菌技术。
b. 备皮及铺手术单。
c. 在穿刺部位皮肤行浸润麻醉。
d. 确认已充分麻醉。
4. 插入导管置入器
a. 穿刺针接 10 ml 注射器。
b. 按塞尔丁格法插入穿刺针和导丝（见第 10 章）。
确认导丝置入过程无阻力。
c. 在穿刺部位用手术刀切开皮肤。

d. 沿导丝送入扩张器，然后拔出扩张器，观察穿刺部位的出血量。

轻压即可止血。

e. 沿导丝送入导管置入器。

f. 拔出导丝，通过抽吸导管有回血来确认放置准确，用生理盐水或肝素化盐水冲洗管腔。

g. 盖上导管置入器的盖帽。短时间内可经较粗管腔大量失血，因此应确认导管置入器的盖帽已盖紧。

5. 放置导管置入器成功后

a. 用缝合线将导管置入器缝合固定在皮肤上。

b. 需要时可抽取血液标本。

c. 准备放置 Swan-Ganz 导管

6. 导管准备

这部分需两个人操作。

(i) 用肝素化盐水冲洗管腔。

(ii) 注入 1~1.5 ml 空气检查气囊的完整性。

(iii) 将压力监测仪和输入端分别与相应的附件相连。

许多导管的调零操作是在保护性塑料容器内进行的，操作完成后方可去除该容器。

(iv) 压力监测仪的灵敏度可通过从塑料容器上取下导管，用手腕轻击使指针尖端移动来测试。监测仪显示屏可见相应的波形改变。

7. 置入导管

该部分需两个人操作。

a. 导管经过冲洗和调零点后插入是较为安全的。

操作时需要插管经验丰富的床旁巡回护士的帮助，在插管过程中由他帮助对气囊进行充气和放气。

如果对放置和操作 Swan-Ganz 导管不熟悉，还应得到有经验者的帮助。

b. 确保床上有较大的无菌操作区域放置导管。

c. 确保监护仪视野清晰。

d. 经导管保护鞘放置导管。将保护鞘移至导管末端，以免影响操作。

e. 在持续监护下，经导管置入器将导管送入上腔静脉（颈内或锁骨下入路）。

f. 当导管尖端通过导管置入器后，气囊充气1～1.5 ml。
气囊将使导管随血流通过右心房和右心室。

g. 观察监护仪上压力的变化，轻柔推进导管。

当导管尖端从上腔静脉进入右心房、右心室、肺动脉时，可观察到具有特征性的压力改变（图19-1）。

h. 导管经右心室进入肺动脉，可观察到波幅下降，但波形仍有波动。

i. 继续推进导管，气囊将楔入肺动脉。此时搏动性波形消失，压力下降。

j. 导管嵌顿后，气囊放气，确认搏动性肺动脉压波形恢复。

k. 气囊再充气，再次确认嵌顿的位置。

l. 如果同时满足以上条件，说明导管位置良好。

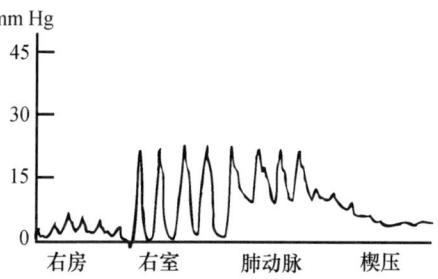

图 19-1 导管推进过程中压力变化记录。（引自：Shoemaker WC, Ayres S, Grenvik A, Holbrook PR, Thompson WL: Textbook of Critical Care, 2nd ed. Philadelphia, WB Saunders, 1989.）

8. 如果导管放置困难

a. 拔出导管，重新放置。

在拔出导管前，谨记气囊放气。可尝试数次，直至正确放置导管为止。

b. 根据需要可用5～10 ml冰盐水冲洗导管使之变硬。

c. 可使导管轻度变弯以适应解剖学曲线，但要注意防止扭结或导管破损。

d. 有时需进行 X 线透视检查，明确导管的准确位置。

9. 导管位置正确时

(i) 准确记录压力数值。

(ii) 通过牵拉导管上的防护鞘保护导管的外露部分，并将其固定到置入器上。

(iii) 确认导管置入器固定牢靠，并扣紧盖帽。

(iv) 行胸部 X 线检查确认导管位置正确。

10. 记录操作过程。

11. 全面评估

a. 每日评估继续应用 Swan-Ganz 导管的必要性。

通常 Swan-Ganz 导管仅需放置几天。

b. 每日检查穿刺部位有无感染。

c. 如出现发热，切记要从该导管和其他置管处抽血做细菌培养。

d. 如果穿刺部位一直保持清洁，可每 3～7 天经导丝更换导管一次。

并发症/问题

和其他中心静脉导管一样（见第 16 章），留置 Swan-Ganz 导管也存在如下并发症或问题：

a. 肺动脉穿孔。

b. 肺梗死。

c. 心律失常。

拔除 Swan-Ganz 导管

1. 确认患者不再需要持续肺动脉压监测

如需持续中心静脉压监测，可拔除 Swan-Ganz 导管而仅留置导管置入器。导管置入器可当作中心静脉通路，也可经导管置入器送入导丝更换成更合适的导管（见第 11 章）。

2. 如必须使用外周导管，应确保导管位置正确，管腔通畅。
3. 备好剪刀或刀片、纱布和胶布。
4. 当可能接触血液或其他体液时，需戴手套。
5. 患者取仰卧位。
6. 拔除 Swan-Ganz 导管
a. 确认气囊已放气。
b. 每次拔出几厘米。
c. 在拔管过程中确保导管完整。
7. 可留置导管置入器作为静脉通路

如需拔出导管置入器，可同拔出其他中心静脉导管一样拔管。

8. 若需留取血液进行细菌培养，应先用无菌肥皂清洗导管周围皮肤。
9. 拆除缝合线。
10. 拔出置入器
a. 去除连接于导管置入器上的所有输液管。
b. 嘱患者屏住呼吸。这样可使胸腔内压力增加，降低空气栓塞的风险。
c. 确认导管已完整拔出。

如果在拔管过程中部分导管断裂，导管断端可移行，引起心律失常或呼吸困难。必须经血管外科或介入放射学的方法取出。

11. 在穿刺部位持续按压 10 分钟

如患者使用抗凝剂，要延长压迫时间，同时轻压穿刺部位皮肤。

12. 10 分钟后，确认出血已停止。加压包扎 24~48 小时。
13. 如需要，可在导管尖端留取标本进行细菌培养。
14. 记录操作过程。
15. 次日检查穿刺部位皮肤有无感染或继续出血。

（李晓岚译　张朋校）

20 长臂或经皮外周置入中心静脉导管

深部内置中心静脉导管的替代方法是经皮外周置入中心静脉导管（PICC$_S$）。此类导管的优点包括容易置入，降低置入引起气胸的危险，患者感觉舒适。另外，置入此类导管的患者可安全的从急救场所回到家中，继续接受静脉注射治疗。

适应证

需长期静脉通路。

禁忌证

1. 拟穿刺部位感染或损伤。
2. 拟穿刺血管闭塞或形成血栓。

注意事项

1. 凝血异常

在插管前应先纠正血小板数量和功能异常以及凝血因子浓度异常。

2. 现症全身性感染

只有在确定感染源并采取了适当的治疗之后，才考虑外周血管内置管，然而这种情况有时难以实现。

3. 血管穿孔。

所需器材

PICC 有专用穿刺包，根据置入 PICC 导管的相关规定进行操作，术者应接受过此类导管置入、维护、拔除的相关训练。

1. 备皮用品（碘酒、洗必泰或酒精）
2. 局部麻醉用品（1%～2%的利多卡因、25号针、3ml注射器）
3. 无菌手套
4. 无菌巾或无菌单
5. PICC 置管用品（或 PICC 专用包）
a. 穿刺针（16号～18号）
b. 10ml 注射器
c. 导管置入器
d. 手术刀
e. 扩张器
f. 导管
6. 冲洗导管的肝素化盐水
7. 冲洗导管用的 10ml 注射器
8. 固定导管用的胶布
9. 无菌敷料

解剖/入路

常选用上肢的贵要静脉（图 20-1），也可选用上肢的头静脉或下肢的大隐静脉。

麻醉

局部麻醉。

方法（无菌术）

一些医疗单位有具体指南，指南规定了由谁置入和维护这些导管，通常应遵循单位的指南。

1. 术前准备
a. 向患者解释操作过程。
b. 向患者解释操作的风险及替代方案，必要时需患者签署知情同意书。

c. 解答患者提出的问题。
2. 患者体位
a. 患者取仰卧位。
b. 将床体抬高至合适高度。
c. 向身体的侧方伸展上肢。
d. 确认所有设备处于备用状态。
e. 选择血管,通常选用贵要静脉(图 20-1)。

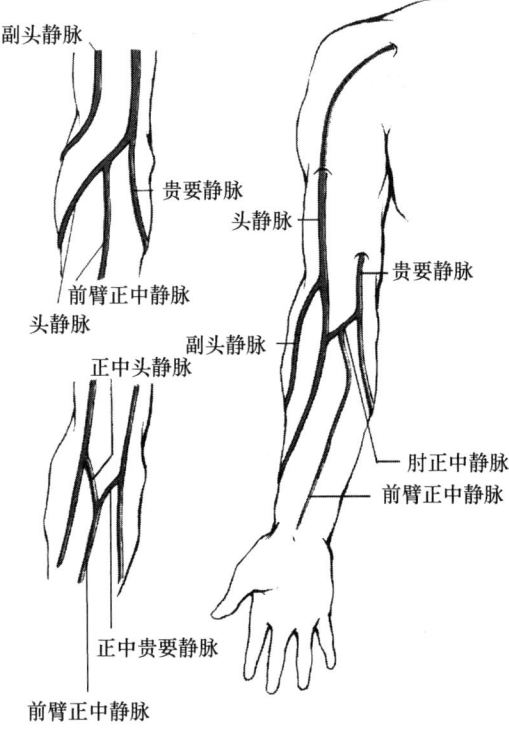

图 20-1 上肢静脉。(引自:O'Rahilly R: Basic Human Anatomy: A Regional Study of Human Structure. Philadelphia, WB Saunders, 1983.)

3. 估计导管的长度

a. 测量自穿刺部位至导管尖端理想位置的距离。如果是中心静脉导管,导管尖端的理想位置应在右心房上方的上腔静脉水平。

b. 一些 PICC 专用包备有皮肤穿刺部位的防护巾，以备导管置入后重新定位。切记切断导管时多留出 8 cm 长导管，以备重新定位。

c. 修剪导管以使导管尾端呈钝性。

4. 备皮

a. 使用无菌技术。

b. 备皮。

c. 如果患者要求，可用 1%～2% 利多卡因在穿刺部位行浸润麻醉。

5. 使用止血带

a. 在上臂使用止血带可使远端表浅静脉更好的扩张。

b. 止血带不能过紧以免减少流向远端的动脉血流。

6. 插入置入器

a. 确认已充分麻醉（如果使用麻醉）。

b. 用非优势手的示指触摸静脉，轻度施压向远离术者的方向拉紧静脉。

c. 可根据术者的习惯，用手术刀片在穿刺部位的皮肤上切一小口，以免导管通过皮肤时受损。

d. 将置入器与穿刺针一起与皮肤呈 30°～45°角刺入静脉，这样有利于导管头向心脏方向推送，而不顶在针毂上。

e. 当暗红色静脉血涌入导管后，固定穿刺针。

f. 松开止血带。

g. 自置入器内撤出穿刺针。

7. 如未见快速回血

a. 将置入器和穿刺针回撤，但不退出皮肤，重新确定位置，调整进针方向，重新穿刺。

b. 再次穿刺前需用肝素化盐水冲洗穿刺针内的阻塞组织。

c. 如三次尝试均未能成功置管，要更换至另一侧操作。

8. 送入导管

a. 轻柔地将导管通过置入器送入。

b. 调整保护巾的位置使其覆盖置入器。

c. 如果导管打结，轻轻回撤并顺结的方向旋转导管可能有帮助。

d. 为方便中心导管的置入，上臂应充分外展90°，头偏向穿刺侧。

9. 当置管成功后

a. 移开防护巾。

b. 回撤置入器，注意保持导管位置不变。

c. 通过回抽血液确定导管是否通畅。

d. 用适量的肝素溶液冲洗导管。

e. 用缝合线将导管固定在皮肤上，盖上无菌敷料。

f. 用X线检查确认导管位置。

g. 如需要可在确认位置正确后，将导管与静脉输液系统相连。

10. 记录操作过程。

11. 全面评估

a. 每天评估PICC的必要性。

b. 经常检查穿刺部位有无感染。

c. 每12小时用肝素化盐水（100单位/ml）冲洗导管以保证其通畅，每个管腔用1ml。

d. 不要用少于5ml的注射器冲洗，因为他们产生的压力足以使PICC管腔破裂。

e. 如出现发热，一定要在穿刺部位及其他置管处抽血进行细菌培养。

并发症/问题

1. 置管失败。
2. 穿刺部位感染

此时需拔出导管。

3. 血管血栓

此时需拔出导管。

4. 化脓性血栓性静脉炎

这种情况需要外科手术引流和静点抗生素。

5. 导管相关性脓毒血症

需拔除导管并静点抗生素治疗。

6. 出血（常为少量）。

7. 导管失灵。

PICC 导管的拔除

1. 按照单位制定的指南操作。

2. 确定患者不再需要 PICC 导管。如仍需要静脉通路，确定已建立外周静脉通路且通路通畅。

3. 有可能接触血液或其他体液时，应戴手套。

4. 移去敷料。

5. 拔出导管

a. 握住穿刺部位的导管，每次回撤 1～2 cm。

b. 如遇阻力，可在穿刺部位热敷，20～30 分钟后再尝试回撤导管。

c. 如果阻力仍存在，将导管重新固定在穿刺部位，12～24 小时后再尝试回撤导管。

d. 确认置入的导管已完整撤出，如果导管在回撤过程中断裂，导管断端可移行，引起心律失常或呼吸困难。必须经血管外科或介入放射学的方法取出。

6. 按压穿刺部位

当导管完全拔出后，在穿刺部位持续按压 5～10 分钟。如果血管粗大或使用抗凝剂者，要延长按压时间。

7. 确定出血已停止。

8. 在穿刺部位行加压包扎 24～48 小时。

9. 记录拔出导管的长度。

10. 次日检查穿刺部位。

（王任利译　吴寿岭校）

外周静脉置管

最常用的静脉通路是外周静脉,常用于补充液体和给予药物。

适应证

1. 需要静脉补液以维持和恢复液体平衡。
2. 输入营养液或药物。

禁忌证

1. 拟穿刺部位有感染或损伤。
2. 拟穿刺血管闭塞或形成血栓。

所需器材

1. 备皮用品(碘酒、洗必泰或酒精)
2. 局部麻醉用品(1%~2%的利多卡因、25号针、3ml注射器)
3. 无菌手套
4. 导管(常用18号~22号针)
5. 冲洗导管的肝素化盐水
6. 冲洗导管的10ml注射器
7. 固定导管的胶布
8. 无菌敷料

解剖/入路

1. 最常选用上肢远端表浅静脉,最好自远端开始而后再移向近端。

2. 触摸静脉较用眼观察静脉更有利于静脉穿刺。

3. 如远端静脉不明显,可尝试将远端加温,或将肢体置于悬垂位置以增加静脉充盈。

4. 行动不便的患者可仰卧,选用下肢。

5. 尽可能不选择患者不便的位置,包括患者优势手的手背,肘前静脉或疼痛敏感部位(如前臂的掌面)。

麻醉

局部麻醉或无需麻醉。

方法

1. 术前准备

a. 向患者解释操作过程。所有穿刺均感疼痛。

b. 向患者解释操作的风险和替代方案。

c. 解答患者提出的问题。

2. 选择穿刺部位。

3. 患者体位

a. 应选择患者舒适的体位,如坐位或卧位。

b. 术者坐在椅子上。

c. 偶尔使用上肢夹板以制动穿刺部位(如手背和肘部)。

d. 确认所有设备处于备用状态。

4. 备皮

a. 采用无菌技术。

b. 备皮。

c. 如果患者要求或使用大号针,可考虑在穿刺部位用1%~2%利多卡因行局部浸润麻醉。

5. 使用止血带

a. 在上臂使用止血带可使远端表浅静脉更好地扩张。

b. 止血带不要过紧以免减少流向远端的动脉血流。

6. 置入导管

a. 确认已经充分麻醉（如果使用麻醉）。

b. 用非优势手的示指触摸静脉，轻压并向远离术者的方向拉紧静脉。

c. 可根据术者的习惯，用手术刀在穿刺部位切一小口以免导管进入皮肤时受到损伤。

d. 将套管针与皮肤呈 30°～45°角刺入血管。

e. 当暗红色静脉血涌入导管时，继续向前缓慢送入套管针直至血流停止。

f. 向后轻轻回撤套管针直至血流再次出现，将导管经穿刺针置入血管。

7. 如未见迅速回血

a. 回撤穿刺针，但不退出皮肤，重新确定位置，调整进针方向，重新穿刺。

b. 再次穿刺前需用肝素化盐水冲洗穿刺针内的阻塞组织。

c. 如三次尝试均不能成功放置导管，应更换穿刺部位。为避免未成功穿刺部位的静脉出血，可将导管留在原穿刺部位，用另一套管针重新穿刺。

待松开止血带后，再将穿刺失败的套管针拔出。

8. 导管成功置入后

a. 切记松开止血带。

b. 用胶布将导管固定在皮肤上。

c. 将导管与静脉输液系统连接。

9. 记录操作过程。

并发症/问题

1. 置管失败。

2. 穿刺部位感染

需要拔出导管。

3. 血管血栓

需要拔出导管。

4. 化脓性血栓性静脉炎

需要拔出导管，可能需要外科手术引流和静点抗生素。

5. 出血（常为少量）。

6. 导管失灵。

外周导管的拔除

1. 确认患者不再需要静脉通路。
2. 有可能接触血液或其他体液时，应戴手套。
3. 移去固定用胶布。
4. 拔出导管。
5. 在穿刺部位持续按压 5～10 分钟

如果血管粗大或使用抗凝剂者，要延长按压时间。

6. 确认出血已停止。
7. 敷上无菌敷料。
8. 次日检查穿刺部位。

（王任利译　吴寿岭校）

腹部操作

这部分由五章组成。包括腹水的有创性检查、腹膜腔置管和鼻胃置管。

22

腹腔穿刺术

腹腔穿刺术是一项很常用的操作。它既可用于诊断又可用于治疗。这项操作包括将无菌穿刺针或无菌导管置入腹膜腔抽取腹水。抽出的腹水标本对于腹部疾病的诊断可起到至关重要的作用。这项操作也可用于一些疾病的治疗,如:因大量腹水导致呼吸困难患者的放腹水治疗。

适应证

1. 各种类型的腹水

a. 大量腹水

大量腹水增加了腹腔内压力并使膈肌上移,可影响通气,特别对合并有肺部疾病的患者影响更大。

此类患者肺功能储备减少,增高的腹内压可导致患者呼吸骤停。

b. 感染性腹水(如:怀疑自发性细菌性腹膜炎,即 SBP)

通过无菌操作抽取的腹水标本可有助于腹膜炎的诊断。

可对腹水进行革兰染色(革兰阳性菌和革兰阴性菌)、抗酸染色(分支杆菌)、有氧和无氧细菌培养。

c. 恶性腹水

恶性肿瘤患者可产生腹水。这可能意味着肝功能衰竭、恶性肿瘤肝脏转移或恶性腹水。腹腔穿刺可提供恶性肿瘤细胞的依据。这项检查的结果对于判断患者预后和确定治疗方案都具有重要意义。

d. 乳糜腹水

这是腹水的一种类型,是由游离乳糜(脂肪液体)聚集在腹腔所致。临床上不常见。可由腹部外伤或肿瘤导致淋巴管堵塞所引起。

诊断性腹穿可明确诊断，治疗性腹穿可部分缓解腹痛及腹胀。

2. 钝性腹部外伤

这种情况通常采用腹腔灌洗（见第 23 章）。

3. 某些急腹症的诊断和治疗上难以做出定论时

腹水检测有助于诊断。

4. 血清淀粉酶不升高的急性胰腺炎。

5. 婴幼儿原发性腹膜炎同时伴有其他疾病，如肝硬化、肾脏疾病，不能进行手术治疗者。

6. 坏死性肠炎的新生儿为除外穿孔者。

禁忌证

1. **凝血异常**

有明显凝血异常的患者不适合进行腹腔穿刺。这些患者在进行有创性操作前需要补充新鲜冰冻血浆或血小板。上述情况应请示总住院医师或主治医师。

2. **腹腔粘连**

腹腔穿刺操作利用的就是腹腔内无瘢痕组织，腹腔内脏在腹腔内可自由移动，只有肠系膜对腹腔内脏进行固定。所以，有明显腹水的患者取坐位向前倾时，腹水就聚集于前下腹部。这时从前腹壁进针穿刺抽取腹水通常是安全的。然而，既往有过腹部手术或腹腔感染的患者，腹腔内可能存在瘢痕性粘连。

这种粘连可发生在肠管和前腹壁之间。如果对此类患者进行腹腔穿刺极易损伤肠管。

3. **不能保持安静的患者**

例如，醉酒的患者是很难控制的，在操作过程中如果患者突然活动可发生医源性肠管损伤。

4. **肠管明显扩张的患者**

如果肠腔扩张十分显著，肠腔内常有很高的压力。穿刺针刺破扩张的肠管很可能引发肠漏。

5. 妊娠

妊娠期间腹腔穿刺置管有刺入子宫的危险。

注意事项

1. 始终坚持无菌操作。因穿刺导致细菌侵入患者腹水中可引发腹膜炎甚至死亡。此外,被污染的腹水标本可导致错误的诊断和不必要的治疗。

2. 既往有腹部手术或感染史的患者,为避免肠管穿孔可在超声引导下进行腹腔穿刺。

3. 确保腹腔穿刺前排空膀胱。在腹腔穿刺前患者必须先排尿或留置导尿管。

所需器材

有专用穿刺包。查阅穿刺包的说明书以获取完整祥实的信息。

1. 备皮用品(碘酒、洗必泰或酒精)
2. 局部麻醉用品(1%~2%的利多卡因、25号针、3 ml注射器)
3. 无菌手套
4. 无菌巾或无菌单
5. 腰穿针(20号)
6. 注射器或真空瓶
7. 蝶形针(至少为带无菌管的20号针)
8. 无菌敷料

解剖/入路

操作时患者可采用仰卧位或坐位。为有明显腹水的患者进行治疗性腹腔穿刺时,患者采用坐位通常是较为舒适和方便的体位。患者可前倾身体并通过把双前臂或双肘放置在台面上来支撑他/她的上半身。这种前倾体位可使腹水流向前下方。

对于这种操作来说,侧腹部是穿刺的最佳部位。一旦注射器抽出腹水，立即将蝶形针头与穿刺针相连接。蝶形针的一头是能与穿刺针相连接的透明塑料管，另一头是用来刺穿真空瓶封口的针。真空瓶用来引流腹腔内的腹水，每瓶可容纳1L液体。一个真空瓶灌满后可换下一个真空瓶继续引流腹水。

侧腹壁有数层肌肉和筋膜层，如图22-1所示。

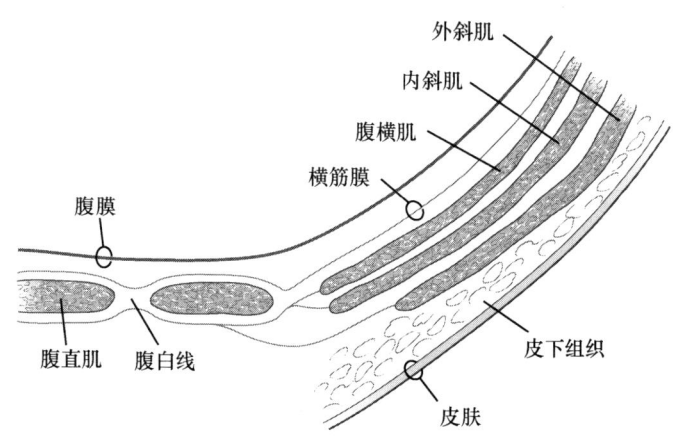

图22-1 侧腹壁分层示意图。

麻醉

局部麻醉。

方法

1. 术前准备

a. 向患者解释操作过程。

b. 向患者解释操作的风险和替代方案，必要时需患者签署知情同意书。

c. 解答患者提出的问题。

2. 患者体位

a. 患者可取仰卧位或坐位。如为治疗目的而抽取腹水，采用坐位进行穿刺操作可能更容易。

b. 将床体抬高到合适的高度。

c. 确认所有设备处于备用状态。

3. 确定侧腹壁穿刺部位（图 22-2）

在少量腹水时，侧腹壁穿刺可增加穿刺成功的机会。

与下腹正中穿刺相比，侧腹壁穿刺的另一个优点是降低了刺破充气肠袢的几率和刺破腹壁下血管的危险。

避开既往手术切口的区域。

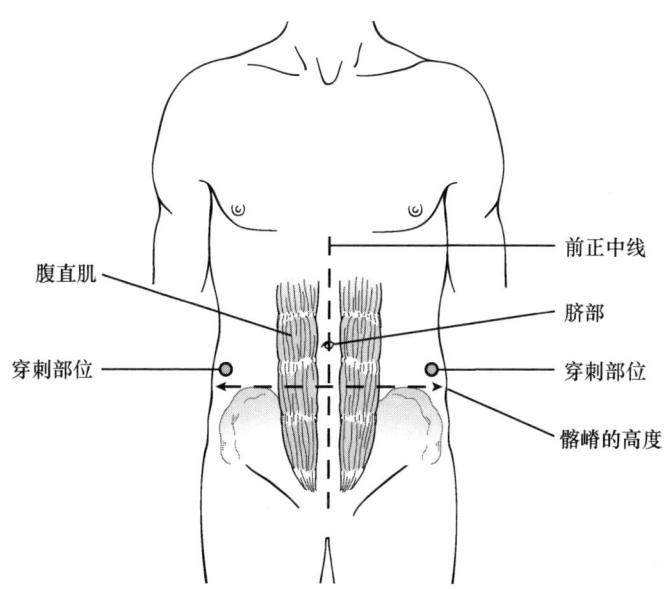

图 22-2 侧腹行腹腔穿刺安全入路示意图。

4. 备皮

a. 采用无菌技术。

b. 备皮及铺无菌手术单。

c. 局部浸润麻醉穿刺部位。小心进针，逐层麻醉至深筋膜和腹膜。

5. 穿刺进针

a. 用带针芯的 20 号穿刺针穿刺，直到感觉穿透腹膜。

b. 抽出针芯，连接适当容量的注射器。如果只为诊断目的而抽取腹水，应用 10 ml 注射器即可。

c. 边进针边回抽。当腹水开始进入注射器时，停止继续进针。

　　d. 穿刺结束时，拔出针头并用无菌干燥敷料包扎穿刺部位。

　6. 如要抽出大量腹水，则使用真空瓶

　　a. 如果用注射器抽取腹水，连接管可连接于腰穿针上。

　　b. 连接管的一端插入穿刺针，另一端的蝶形针可用来穿刺真空瓶的封口。

　　c. 真空瓶将引流腹腔内的腹水，每瓶容纳1L引流液。

　　d. 一个真空瓶灌满后换成另外的真空瓶继续引流腹水。

　　e. 引流大量腹水可应用塞尔丁格技术在腹腔内放置软导管，这样操作更为方便。有专用穿刺包。

　7. 送腹水进行适当的检验。

　8. 记录操作过程。

并发症/问题

　1. 抽不出腹水

　　a. 少量腹水

　如果是这种情况，让患者坐位并前倾，试行腹腔穿刺。这可能比仰卧位更为有效。超声定位有助穿刺抽取少量腹水。

　　b. 穿刺针不能进入腹腔

　小心缓慢进针，这样可以感觉到针头穿过组织层。

　如果穿过深部筋膜层（此层有更强的阻力）后能感到"噗"的一声，针头应该已进入腹腔内。如果第一次穿刺没有腹水抽出，再试穿一次。

　如果第二次仍没有成功，求助于经验丰富的穿刺人员。

　2. 肠穿孔

　应用20号穿刺针是很安全的，即使无意中刺破肠管，穿孔也会自行闭合。然而，如果腹水被细菌所污染，患者就有发生细菌性腹膜炎的危险。如果高度怀疑有肠道损伤，应给予患者适当的抗生素治疗。

　服用类固醇或镇静剂的患者应密切观察，因为这类患者可能没有明显的腹膜炎症状。

3. 出血

如果按照本章所描述的方法进行侧腹部穿刺，就可使损伤腹壁下血管的危险降到最低。这些血管来自腹股沟上方，从侧面进入腹直肌，然后从腹直肌下面流向脐部。通过侧腹壁穿刺进入腹腔，其穿刺部位在这些血管和其他腹壁主要血管的侧面。

如果遇到明显的出血，拔除腹部穿刺针并用手紧压腹壁10分钟。通常情况下，出血停止而无后遗症。极少数情况下患者可发生腹壁血肿。

（刘四清译　张朋校）

23

诊断性腹腔灌洗

诊断性腹腔灌洗（DPL）是用于评估腹部钝性损伤后外伤患者是否存在出血或肠破裂的一种重要方法，特别适用于合并有其他部位损伤（如头部外伤或严重骨折）患者的腹部检查不敏感时。除此之外，就是在外伤后的初期，即患者的病情开始恢复时并发腹痛和不明原因的脓毒血症，需要排除腹部原因时进行DPL。

适应证

1. 急性腹部损伤同时合并非腹部的严重损伤（如头部外伤或严重骨折）。
2. 怀疑有腹腔内原因引起发热或脓毒血症的重症患者。

禁忌证

1. 既往多次腹部手术史

手术后的腹腔内粘连可使腹腔穿刺的危险性增大。

2. 有明确的由于感染造成的腹部粘连或腹膜腔消失

由于既往腹部感染（如腹膜炎），大部分腹腔空间即腹部死腔可消失或形成瘢痕。

3. 近期腹部手术史

近期行腹部手术的患者容易发生置管损伤。

近期行肠吻合术的所有患者都有发生这种损伤的危险。

4. 妊娠

在妊娠期间放置导管到腹腔内，有刺入子宫的危险。

注意事项

1. 慎行腹腔灌洗的情况包括：

a. 对腹膜后损伤不敏感。

b. 轻微腹腔内损伤就引起明显出血。

c. 操作不熟练或膈肌损伤可导致假阴性。

d. 腹膜后出血进入腹腔内可导致假阳性。

e. DPL 后因空气和液体进入腹腔，而影响随后 CT 检查的敏感性。

2. 遇到阻力时不要推进导管

既往有腹部手术史的患者可能在肠袢、网膜、腹膜和其他所有腹部脏器之间产生粘连和瘢痕组织。绝不能用力强行插入导管，因为这样有可能刺入腹腔或盆腔脏器。如果导管通过时遇到阻力，轻轻将导管避开有阻力的方向。

3. 在置入导管前应排空膀胱

开始透析置管操作之前应嘱患者排空膀胱或放置弗雷（Foley）导尿管。

膀胱充盈时置管非常容易刺破膀胱。

4. 放置导管前应将胃排空

开始操作前放置鼻胃管或经口胃管。

5. 如果给肠袢扩张或功能性肠梗阻的患者放置导管须十分小心

在穿刺置管过程中，扩张的内脏很容易受到损伤。

所需器材

有专用的 DPL 托盘。

1. 备皮物品，包括无菌海绵和聚维酮碘溶液

2. 无菌巾和无菌单

3. 口罩、无菌手术衣和无菌手套

4. 局麻药物，首选含 1：100 000 肾上腺素的 1% 利多卡因（严重心脏疾病患者慎用肾上腺素）

5. 注射器（5 ml 或 10 ml）

6. 穿刺针（21 号针长 3.8 cm 或 25 号针长 1.6 cm）

7. 无菌外科手术器械，包括手术刀（11 号和 15 号）、剪刀、科力（Kelly）钳、持物钳、持针器、缝合线（0 号和 2-0 的丝线，或 1 号和 4-0 的可吸收线和 4-0 的尼龙线）

8. 腹膜导管

9. 连接管

10. 用于腹腔滴注的生理盐水

11. 敷料，包括无菌海绵、聚维酮碘软膏和胶布

解剖/入路

掌握前腹壁的基本结构非常重要。成对的腹直肌位于腹正中线的两侧，在正中线分隔两侧腹直肌的是一层腱鞘，称之为腹白线，见图 23-1。

通常采用脐下切口，如果怀疑有骨盆骨折，可采用脐上切口进入腹腔。可采用开放性操作法（详见下文介绍）或塞尔丁格技术来完成此项操作。塞尔丁格技术是用穿刺针刺入腹膜腔，经穿刺针插入导丝，再经导丝对针道进行扩张，继之置入导管（见第 10 章）。

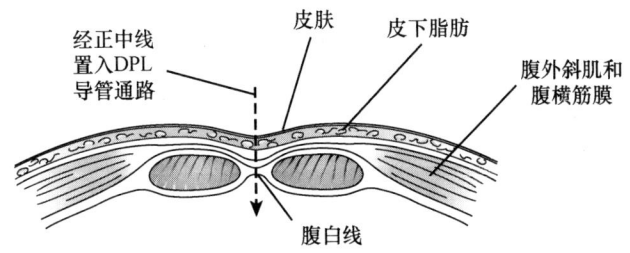

图 23-1 腹正中线置入 DPL 导管横断面解剖示意图。

麻醉

需要腹腔灌洗的患者通常处于昏迷或深度镇静之中。操作也可在局麻下进行。

方法（开放性）

1. 术前准备

a. 向患者解释操作过程，如患者处于镇静或昏迷状态则不必进行。

b. 向患者解释操作的风险和替代方案，必要时需患者签署知情同意书。

c. 解答患者提出的问题。

2. 患者体位

a. 患者取仰卧位。如为治疗目的抽取腹水，采用坐位进行这项操作可能更为容易。

b. 将床体抬高到合适的高度。

c. 确保所有设备处于备用状态。

3. 备皮

a. 采用无菌技术。

b. 备皮及铺手术单。

c. 对穿刺部位进行浸润麻醉。小心进针，逐层麻醉至深筋膜和腹膜。

4. 切开皮肤

a. 用11号刀片切开皮肤，作一约5mm的垂直切口（图23-2）。通常采用脐下切口，如果怀疑有骨盆骨折，可采用脐上切口。

b. 如果患者感觉不适，在切口基部再次注射一些局部麻醉药物。

c. 切口经过脂肪层和下方的腹白线筋膜，但不要进入腹腔。

5. 暴露腹白线，两侧筋膜缝置牵引线

a. 用0号丝线。

b. 分别用止血钳夹住两侧缝合线。

6. 垂直切开腹白线约1cm。

7. 钝性分离腹膜外脂肪直至进入腹腔。

8. 通过在切口内置入森恩（Senn）牵开器钝端使腹壁保持张开状态。

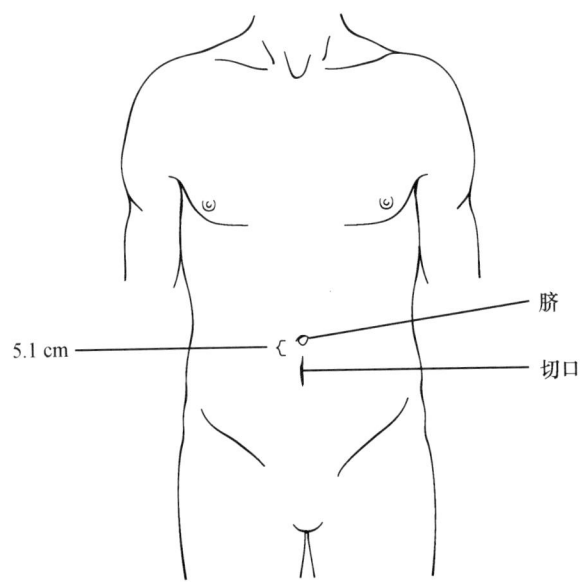

图 23-2 经腹中线置入 DPL 导管的切口示意图。

9. 将导管置入腹腔内
a. 应用腹膜透析导管效果最好,但其他无菌导管也可以。
b. 穿刺时保持导管与腹壁垂直。
c. 使导管朝向左侧或右侧髂窝。
10. 用注射器通过导管缓慢抽出液体
将抽取的液体送检(表 23-1)。
11. 经导管滴入 1 L 生理盐水
a. 将输液袋与导管相连接。
b. 通过重力作用使袋内液体流入腹腔。
12. 回收液体
a. 当输液袋流空后,将袋子置于地面而使液体虹吸回输液袋。
b. 将回收的液体送检(表 23-1)。
c. 拔除导管。

表 23-1　诊断性腹腔灌洗阳性

置管后立即回抽	10 ml 肉眼血性液体
滴入生理盐水后	RBC>100 000/mm^3
	WBC>500/mm^3
	出现胆汁或部分消化的食物

13. 缝合切口

a. 用留置的 0 号丝线缝合深筋膜。

b. 用 4-0 的可吸收线缝合皮下组织,并用 4-0 的尼龙线缝合皮肤。

14. 记录操作过程。

并发症/问题

1. 腹膜腔内出血

这种并发症并不常见,但这提示肠系膜或网膜血管出血。为使这种危险降到最低,应避免针芯进入腹腔内。

2. 伤口出血

这可能是上腹壁表浅血管分支撕裂所致。这种出血通常可自行停止,如果不能自行止血,则需要缝合结扎。

3. 膀胱穿孔

如果在开始操作前排空膀胱,这种并发症是可以避免的。膀胱裂伤或穿孔最好由泌尿科会诊医生来处理。

4. 肠穿孔

如果避开手术瘢痕部位,并且在肠梗阻或肠管扩张时不进行此项操作,这种并发症是可以避免的。肠穿孔需要手术修补。

(刘四清译　李世明校)

24

腹膜透析置管

腹膜透析置管是应用于急性或慢性肾功能衰竭患者的一种重要技术。值班医生最有可能为急诊患者建立透析通路。这项技术相对简单,并可在局部麻醉下进行操作。采用无菌技术,将腹膜透析导管置入腹腔并固定。在置入导管后,就可以开始进行低容量透析。

适应证

1. 急性肾功能衰竭。
2. 血液透析造瘘处闭合或化脓者(如动静脉瘘),或不能耐受血液透析者。
3. 腹腔内应用化疗药物(如腹部或肝脏恶性肿瘤)。

禁忌证

1. 既往多次腹部手术史

手术后腹腔内粘连可增大腹腔穿刺的危险性。

2. 有明确的由于感染造成的腹部粘连或腹膜腔消失

由于既往腹部感染(如腹膜炎),大部分腹腔或腹部死腔可能消失或形成瘢痕。

3. 近期腹部手术史

近期行腹部手术的患者容易发生置管损伤。

近期行肠吻合术的所有患者都有发生这种损伤的危险。

4. 妊娠

在妊娠期间放置导管到腹腔内,有刺入子宫的危险。

5. 肠梗阻

肠梗阻患者小肠和大肠的肠袢都扩张。任何扩张的结构(包括膀胱)都容易出现医源性损伤。除非病情严重,在开始置入透析导管前,一定要确认肠梗阻已经缓解且膀胱已排空。

6. 横膈裂伤

如果横膈不完整,透析液可进入胸腔挤压肺脏或心脏,影响心肺功能。

7. 严重的呼吸功能不全

在严重呼吸功能不全的情况下,流动的透析液增加了腹腔内的压力,导致呼吸更加困难。

8. 腹膜恶性肿瘤。

9. 巨大腹部疝

腹壁不完整使透析导管不易到达盆腔的合适部位。导管可能进入疝囊并引起软组织损伤。此外,透析液流入疝囊可引起肿胀和不适。

注意事项

1. 在整个操作过程中,严格采用无菌技术

放置导管后最常见的并发症是感染。

2. 遇到阻力时不要推进导管

既往有腹部手术史的患者可能在肠袢、网膜、腹膜和其他所有腹部脏器之间产生粘连和瘢痕组织。绝不能用力强行插入导管,因为这样有可能刺破腹腔或盆腔脏器。如果导管通过时遇到阻力,应轻轻改变导管的插入方向。

3. 在透析置管之前应排空膀胱

在开始透析置管操作之前,应嘱患者排空膀胱或放置弗雷(Foley)导尿管。

膀胱充盈时置管,很容易刺破膀胱。

记住:即使是肾功能衰竭患者的膀胱也可能存有部分尿液。

所需器材

1. 备皮用品,包括无菌海绵和聚维酮碘溶液
2. 无菌巾和无菌单

3. 口罩、无菌手术衣和无菌手套

4. 局部麻醉药品，首选含有 1∶100 000 肾上腺素的 1% 利多卡因（严重心脏疾病患者慎用肾上腺素）

5. 注射器（5 ml 或 10 ml）

6. 穿刺针（21 号针长 3.8 cm 或 25 号针长 1.6 cm）

7. 无菌外科手术器械盘，包括手术刀（11 号和 15 号）、剪刀、科力（Kelly）钳、持物钳、持针器、缝合线（2-0 的丝线、1 号和 4-0 的可吸收线和 4-0 的尼龙线）

8. 带针芯的腹膜透析管

9. 透析管

10. 腹膜透析液

11. 敷料，包括无菌海绵、聚维酮碘软膏和胶布

解剖/入路

掌握前腹壁的基本结构很重要。成对的腹直肌位于腹正中线的两侧，在正中线分隔两侧腹直肌的是一层腱鞘，称之为腹白线，它是由粗纤维组织和筋膜组成。腹直肌旁是腹外斜肌及其筋膜。腹外斜肌比腹直肌薄且易于穿刺。

下面介绍带针芯导管的置入方法，经正中线穿刺进入腹膜腔是最简单的置管方法（图 24-1）。长期透析导管的置入需要造一个肌性套囊，故首选经腹直肌切口。对于需要急诊腹膜透析和腹中线有瘢痕的患者来说，最好选择经腹直肌旁切口。

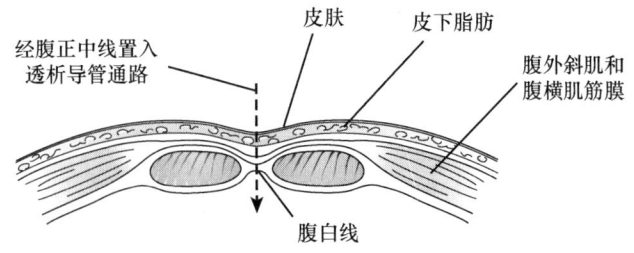

图 24-1 腹正中线置入透析导管横断面解剖示意图。

麻醉

在局部麻醉下行腹膜透析置管操作更为合适，因为患者的配合有助于操作。对于不能耐受局部麻醉的患者来说，可采用镇静、轻度全身麻醉或两者合用。

方法

1. 术前准备

a. 向患者解释操作过程。

b. 向患者解释操作的风险和替代方案，必要时需患者签署知情同意书。

2. 患者体位

a. 患者取仰卧位。

b. 将床体抬高到合适的高度。

c. 确认所有设备处于备用状态。

3. 备皮

a. 采用无菌技术。

b. 备皮及铺手术单。

c. 对穿刺部位进行浸润麻醉。仔细进针，逐层麻醉至深筋膜和腹膜。

4. 切开皮肤

a. 用11号刀片切开皮肤，作一约5mm的垂直切口（图24-2）。通常切口部位在脐下4～5cm。

b. 如果患者感觉不适，在切口基部再次注入局部麻醉药物。

c. 切口经过脂肪层和下方的腹白线筋膜，但不要进入腹腔。

5. 将带针芯的导管置入腹腔

a. 操作过程中始终保持导管与腹壁垂直。

b. 如果患者清醒，让患者抬头以收紧腹壁。如果事先未切开，这种收紧腹白线筋膜的姿势使针芯通过更容易。

c. 推导管和针芯穿过腹膜。此时可发出微弱的"嘭"的声音。

d. 一旦导管和针芯进入腹腔内，将导管朝向左侧或右侧髂窝。

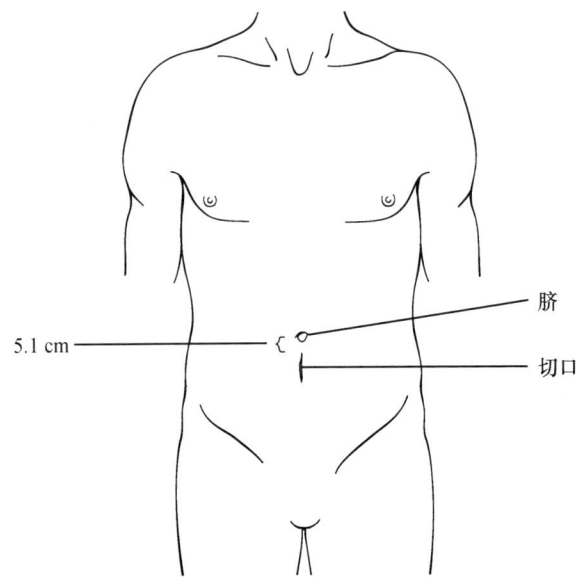

图 24-2 经腹中线置入透析导管的切口示意图。

e. 推进导管而不要推进针芯（也就是说，使导管超过针芯）。

f. 当推进导管使所有侧孔都进入腹腔后，完全拔出针芯。

6. 用注射器通过导管缓慢抽取液体

抽出腹腔内液体证明导管的位置是合适的，然而这种情况有时难以实现。

在无腹腔内液体抽出的情况下，通过导管灌洗的方法确认导管在腹腔内的位置。

肾、输尿管、膀胱（KUB）X线检查也有助于确认导管在下腹和盆腔内的位置。

7. 缝合切口

如果切口下深筋膜部分缺损，可用1号可吸收缝合线缝合筋膜。用4-0的可吸收线缝合皮下组织，并用4-0的尼龙线缝合皮肤。

8. 固定导管

部分导管配有固定夹，这些固定夹可使导管固定于腹壁。

此外，还可用强力胶布将导管固定在患者身上。应用缝合线打结固定导管可降低导管滑脱的几率。

9. 测试导管

a. 将导管与装有无菌盐水的输液袋相连接。

b. 通过重力作用使 1 L 温透析液流入腹腔。液体应快速流入。

c. 当输液袋流空后，将盐水袋置于地面而使液体自腹腔内虹吸回流。

液体应自腹腔内快速回流。让患者取反向特伦德伦伯格（Trendelenberg）体位以利于完全排空腹腔内液体。应有 60%～80% 的液体回流入输液袋。

d. 观察回流液体的黏稠度。液体可为粉红色，但不应为纯血性液体。

10. 记录操作过程。

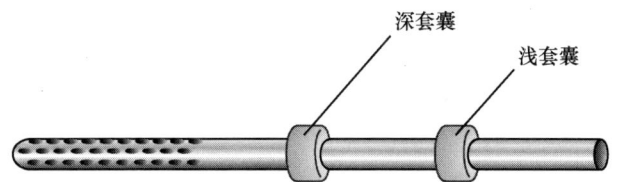

图 24-3　直线型双套囊特恩考夫（Tenckhoff）导管，深套囊位于腹直肌，浅套囊位于皮下脂肪层。

特殊情况

1. 长期透析导管带有两个套囊，如特恩考夫（Tenckhoff）导管或多伦多维斯特恩（Toronto Western）导管（图 24-3）。

这些套囊极大地降低了感染的危险性，并为透析导管提供了较长的使用寿命。当患者需要进行长期透析时，可选用此类导管。此类导管的放置，可行旁正中切口，以便于其中一个套囊被放置于腹直肌内。在腹直肌上方作一约 2 cm 的皮肤横切口，如图 24-4 所示。切口下直视操作至关重要。分离开腹直肌，并仔细穿过腹直肌后鞘和腹膜层。

如上所述，导管直接置入盆腔后，导管深套囊被放置在腹直肌

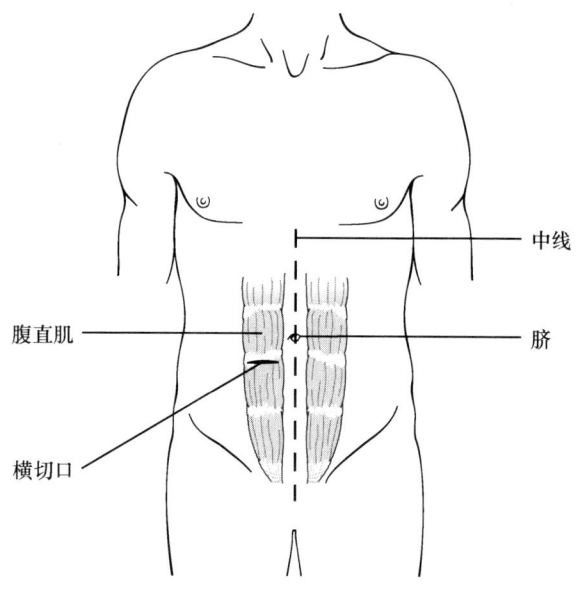

图 24-4 横切置入长期透析导管示意图。

内。其次,浅套囊被放置于皮下组织层内,在切口部位的侧上方分离出一条窦道用来置管(图 24-5)。窦道技术和深浅套囊的应用减少了感染的危险性,这是因为导管外露部分的细菌迁移被抑制。

2. 如果腹正中线有瘢痕而且只是计划短期透析,可在右侧或左侧腹直肌旁做切口。因为这些患者可能有瘢痕组织和内脏粘连于腹膜,所以必须避开腹正中线。采用腹直肌旁切口是明智的,因为这种方法在放置导管时可使针芯穿过的组织最少。

并发症/问题

与手术置入导管有关的:

1. 腹膜腔内出血

这种并发症不常见,但这提示肠系膜或网膜血管出血。为了使这种危险性降至最低,应避免将针芯推进腹腔内。

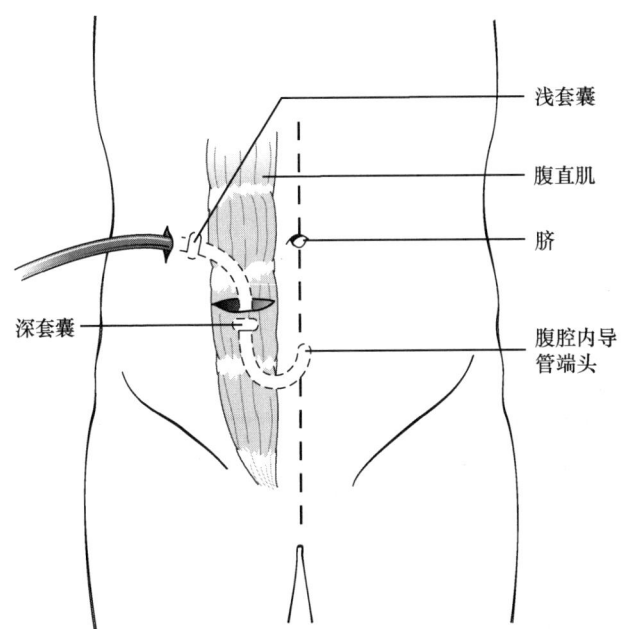

图 24-5 经横切口置入双套囊导管，深套囊置于腹直肌内，浅套囊位于皮下窦道内，而导管的尾端从侧切口引出。

2. 伤口出血

这可能是上腹壁浅层血管分支撕裂所致。此类出血通常能自行停止。如果不能自行止血，则需要缝合线缝合结扎。

3. 膀胱穿孔

如果在开始操作前排空膀胱，这种并发症是可以避免的。膀胱裂伤或穿孔最好由泌尿科会诊医生来处理。

4. 肠穿孔

如果避开手术瘢痕部位并且在肠梗阻或肠管扩张时不进行此项操作，这种并发症是可以避免的。同时，永远也不要将针芯推进入腹腔内。针芯仅仅用于腹腔穿刺。当针芯随导管一起进入腹腔时，要注意避免用力过大。肠穿孔需要手术修补，而导管由于接触肠液而有被污染的危险。

5. 透析液渗漏

如果进入腹腔内的切口太大，则腹膜透析的同时透析液也向外渗漏。为了避免这个问题，注意使穿过腹膜穿刺部位的口径最小化。如果应用开放性技术（如放置特恩考夫长期透析导管），应确保组织层使用适当的缝合线缝合。

6. 形成血肿和窦道挛缩

如果置入导管时发生出血，可在柔软的导管经过的窦道内形成血肿。血肿可导致导管狭窄而影响导管的功能。

7. 麻痹性肠梗阻

置入透析导管后几乎都出现急性肠梗阻，肠梗阻常在24～48小时内缓解。

放置导管后的并发症

1. 腹腔感染

腹腔感染是透析置管后最常见的并发症。75%的感染是由革兰阳性菌引起，其余的由革兰阴性菌引起。表皮葡萄球菌和金黄色葡萄球菌占革兰阳性菌感染的大多数。置管时无菌技术的应用、经常进行皮肤护理、更换敷料和导管及其连接的引流管的无菌化处理都大大减少了感染机会。

许多感染无需拔除导管治疗，但如果应用适当的抗生素治疗后感染仍持续存在，就必须拔除导管。

2. 导管扭结

避免应用缝合线固定导管。

3. 导管堵塞

网膜、肠袢、血肿和其他组织堵塞可妨碍导管内液体的流动，需要重新调整位置或重新置管。

4. 导管移位

确保导管牢牢固定在皮肤上，以防止导管移位。

5. 疝的形成

虽然不常见，但在深筋膜被横断和腹壁薄弱的部位可形成疝。腹股沟或腹壁隐匿性疝在透析液大量进入腹腔后会变得明显。如果疝的出现造成患者不适，可进行手术修补。

（刘四清译　李世明校）

胃肠置管

25

鼻胃置管

麻痹性肠梗阻或机械性肠梗阻均可引起气体和液体在胃肠道（GI）内聚集。如果这些气体和液体不能被排出，患者就会出现呕吐并有发生误吸的危险。放置鼻胃（NG）引流管将近端肠胃道内的气体和液体引出，从而减轻胃肠道内的压力。

适应证

1. 麻痹性肠梗阻。
2. 小肠或幽门梗阻。
3. 严重烧伤或复合伤。
4. 肠吻合术后。
5. 上消化道出血或服毒患者的胃灌洗。

禁忌证

已知或可疑面部骨折者，引流管可经口放置。

注意事项

已知或可疑颈椎损伤者，放置鼻胃引流管应慎重。

所需器材

1. 16号～18号鼻胃管：这些管可以带有侧孔
2. 润滑剂胶浆：K-Y胶浆即可，也可使用利多卡因胶浆
3. 局部鼻血管收缩剂：如苯肾上腺素或可卡因（可任选）
4. 局部麻醉药，如Hurricaine喷雾剂（可任选）
5. 呕吐物盆

6. 导管端口注射器
7. 吸引器（如壁式或便携式）、吸引管
8. 手套和眼罩
9. 一小杯水和一只吸管
10. 用于置管后固定导管的安息香和胶布
11. 用于确定置管位置的听诊器

解剖/入路

为神志清楚、能配合操作的患者下鼻胃管是安全的。为意识不清或瘫痪患者置管的危险是误将导管插入肺脏。

麻醉

不需要麻醉，或鼻腔局部喷洒利多卡因。

方法（清洁）

1. 术前准备
a. 向患者解释操作过程。
b. 向患者解释操作的风险和替代方案，必要时需患者签署知情同意书。
c. 解答患者提出的问题。
2. 患者体位
直立或卧位，颈部弯曲。
3. 估计置管长度
测量患者耳到脐的距离；这是估计所需置管长度的最佳方法。
4. 患者术前用药
a. 选择最通畅的一侧鼻孔。
b. 向患者咽后壁喷局部麻醉药。
c. 鼻黏膜应用血管收缩剂和局部麻醉药。
d. 将鼻胃管顶端和所需插入部分涂上润滑胶浆。
5. 连接好吸引管，打开吸引器，让患者手持呕吐物盆。

6. 置入导管

a. 患者颈部弯曲（确定无颈椎损伤），将导管插入鼻腔。

b. 导管对准枕部。

c. 用恒定的力量插入导管。

d. 患者手持水杯，插管时小口饮水并咽下（图 25-1）。

e. 连续插管到达预期长度。

插入长度以患者鼻腔外露的导管上有两道黑线为佳。

鼻腔应处于第二条和第三条黑线之间。

f. 插管过程中要注意防止呕吐。

向咽后壁多喷一些局部麻醉药可减少呕吐的发生。

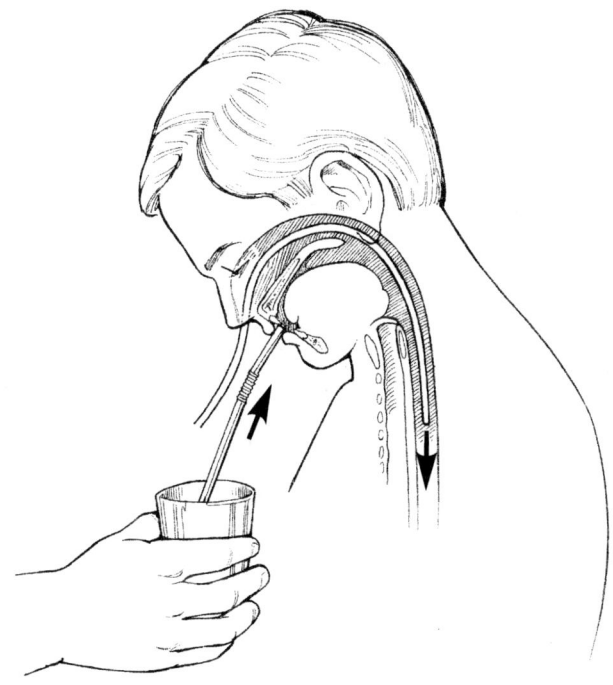

图 25-1 插入鼻胃管时患者的体位。（引自：Rakel RE：Saunders Manual of Medical Practice. Philadelphia，WB Saunders，1996，p314.）

7. 插管困难

a. 如果鼻胃管在口腔或食管中盘绕,可将管放入冰水中使其变硬。

b. 如果鼻胃管根本不能通过,试另一侧鼻孔。

c. 如果插管时患者出现咳嗽,提示误将鼻胃管插入肺脏,应立即拔管。

8. 鼻胃管插入后

a. 在靠近鼻孔处握紧导管,通常需要将手紧贴在患者鼻翼部。

b. 将端口注射器连接在导管末端,向管中注入 30～60 ml 气体。在上腹部听到空气进入胃时发出的气过水声(图 25-2)。

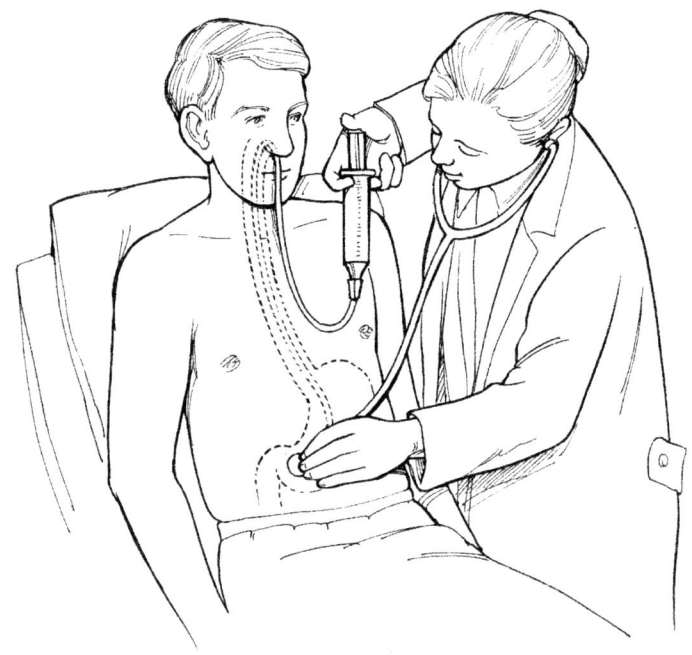

图 25-2 确定鼻胃管位置的方法。(引自:Rakel RE:Saunders Manual of Medical Practice. Philadelphia,WB Saunders,1996,p314.)

c. 回抽注射器确认有胃液流出。通常胃内容物 pH 值应低于 5。

d. 用安息香和胶布将导管固定在鼻部。

要避免固定导管时对鼻腔产生压力,因为这是引起鼻腔黏膜坏死的常见原因。

e. 一定要用胶布将导管在另外一个部位再固定一次,如患者的前额或肩部,以防因疏忽牵拉致导管脱出。

f. 如果已采用抽吸的方法确认了鼻胃管的位置,就没必要再行 X 线检查。

导管可立即用于减压。鼻胃管设计时加入了不透 X 线的标志条,因此腹部常规 X 线检查即可观察到它的位置。

g. 需要在导管的近鼻腔部做一个标记以利于观察鼻胃管的位移情况。

9. 记录操作过程。

10. 常规监护

a. 记录引流液的量和性状。

b. 如果引流液的量很大,要考虑及时静脉补液。补液量为每毫升引流液补乳酸林格液或生理盐水 0.5~1 ml + 30 mEq 氯化钾/L;根据每班引流液量及时补液。

c. 如导管阻塞,可尝试用 30~40 ml 生理盐水进行冲洗。

如冲洗不能解决导管阻塞问题,需重新置管并应与护理人员核对是否有每天常规冲洗鼻胃管的护理方案。如果没有进行冲洗,那么从现在开始至少每班用 30~40 ml 生理盐水常规冲洗一次。

d. 如果因其他原因对患者进行常规 X 线检查,应顺便观察一下鼻胃管位置是否恰当。

e. 留置鼻胃管通常使患者感觉很不舒服。

一定要在患者床旁放一些润喉剂备用。

并发症/问题

1. 吸入性肺炎。
2. 鼻黏膜或鼻腔皮肤损伤。
3. 肺或食管损伤。

4. 鼻窦炎

留置导管可造成鼻窦口周围组织损伤和肿胀,导致急性鼻窦炎。要考虑到这可能是引起留置鼻胃管患者发热的一个原因。

5. 导管失灵或阻塞。许多方法可用于疏通鼻胃管

a. 通常将导管与吸引器断开,然后再连接,就可使鼻胃管恢复畅通。

b. 如果导管有一个引流端口〔塞仑(Salem)器或安德森(Anderson)管〕,可向端口中注入少量空气。

功能正常时,端口会发出嘶嘶声。

c. 用少量生理盐水冲洗导管,使用导管端口专用注射器注入。

d. 如果导管位置太深或太浅,重新调整导管。

6. 导管异位

a. 导管放置太深(如越过幽门)将引出大量胆汁。

可以用腹部X线检查来确认。如果导管位置太深,重新将导管放回胃内。

b. 导管放置太浅(如:在食管内)则不能充分引流胃内容物,并增加误吸的风险。

重新调整胃管的位置,用注气的方法来确认导管的位置是否恰当。

7. 胃黏膜损伤。

导管的拔除

1. 确认不再需要鼻胃管引流。
2. 戴手套和眼罩以防接触患者的分泌物。
3. 将鼻胃管与吸引器断开。
4. 取下固定胶布。
5. 因为患者可能会打喷嚏,所以拔管前要给患者一些卫生纸。
6. 匀速将鼻胃管拔出。
7. 将取出的鼻胃管放入污物桶。

(王建军译 张杰校)

26

肠内营养管

肠内营养优于肠外营养。消化道营养更符合生理需要,并且术后胃肠功能恢复快。此外,无静脉置管的并发症。

肠内营养管比鼻胃引流管更细更柔软。除放置的部位达十二指肠或空肠和放置过程中需要导丝外,其放置方法与鼻胃管相同。肠内营养管既软又细不能用于胃肠减压。

适应证

肠内营养和给药。

禁忌证

1. 已知或可疑面部骨折。
2. 麻痹性肠梗阻。
3. 吸收不良综合征。
4. 机械性肠梗阻。

注意事项

1. 已知或可疑颈椎损伤患者。
2. 胃肠炎患者。

所需器材

1. 肠内营养管
2. 润滑剂胶浆:K-Y 胶浆即可,也可用利多卡因胶浆
3. 局部鼻血管收缩剂:如苯肾上腺素或可卡因(可任选)
4. 局部麻醉药,如:Hurricaine 喷雾剂(可任选)

5. 呕吐物盆
6. 导管端口注射器
7. 吸引器（如壁式或便携式）、吸引管
8. 手套和眼罩
9. 一小杯水和一只吸管
10. 用于置管后固定导管的安息香和胶布

解剖/入路

肠内营养管的放置与鼻胃管非常相似，但由于肠内营养管又细又软，所以置放更困难。常需药物或 X 线检查辅助置管。另外，建议在使用前用 X 线确认导管放置的位置。

麻醉

不需要麻醉或鼻腔局部喷洒利多卡因。

方法

1. 按照 25 章鼻胃管的程序放置

若用导丝置管，应在 X 线检查确认置管成功后再拔出导丝。

2. 如果需要放置在十二指肠或空肠

a. 考虑使用质重的肠内营养管。

b. 比鼻胃管多插入 20～40 cm。

c. 患者右侧卧位 8～12 小时。

d. 当放置适当时，抽出液体的 pH 应大于 7。

e. 通过腹部 X 线确认置管的位置 [肾脏、输尿管、膀胱 (KUB)]。

3. 可用下列药物来提高胃动力辅助置管

a. 胃复安。

b. 红霉素。

4. 如果上述方法不能使肠内营养管经胃进入十二指肠，可在 X 线直视下置管。

5. 用腹部 X 线检查确定置管位置。

只有这样才能安全地给予肠内营养。

6. 记录操作过程。

肠内营养管的并发症/问题

1. 吸入性肺炎

这可能由于肠内营养管误置或反流引起。直接输送营养素入肺可造成严重的化学性肺炎

2. 鼻黏膜或鼻腔皮肤的急性损伤

表现为出血

3. 长时间的压迫造成鼻腔皮肤坏死。

4. 肺或食管损伤。

5. 鼻窦炎

留置肠内营养管可造成窦口周围组织损伤和肿胀,导致急性鼻窦炎。要考虑到这可能是引起置管的患者发热的一个原因。

6. 肠内营养管阻塞

通常营养素可阻塞肠内营养管。许多方法可用于疏通肠内营养管。

a. 用少量生理盐水冲洗导管。

用一个小注射器,因为这样可产生较大压力。

b. 如果生理盐水疏通无效,可用热水或碳酸型苏打水。

c. 也可以用胰酶浆和碳酸氢钠。

7. 肠内营养管移位

可通过 X 线检查或根据患者明显不能耐受肠内营养,来确定是否误置肠内营养管。此时需在 X 线下重新调整肠内营养管的位置。

8. 肠穿孔。

肠内营养管的拔除

1. 确认不再需要肠内营养管。

2. 戴好手套和眼罩防止接触患者的分泌物。

3. 从输注泵上拔除肠内营养管。

4. 去掉固定肠内营养管的胶布。

5. 因为患者在拔管时可能会打喷嚏，所以拔管前要给患者一些卫生纸。

6. 匀速拔除肠内营养管。

（陈素华译　张杰校）

更换胃造瘘管

胃造瘘营养管可经内镜或开腹手术的方法放置，造瘘管经前腹壁和胃上的造瘘口进入胃内，它由内部的气囊或尾翼固定，也可以缝合固定到皮肤上。有时胃造瘘管移位需要重新更换。

适应证

需要通过胃造瘘管长期肠内营养支持者。

注意事项

1. 胃造瘘管置放六周内，胃和腹壁之间窦道尚未完全形成。此时更换胃造瘘管会造成胃与前腹壁分离，使更换的造瘘管不能进入胃腔而进入腹腔，重新给予肠内营养时会导致腹膜炎。
2. 胃造瘘口周围的活动性感染或炎症可造成换管困难和不适。
3. 胃造瘘管移位超过 24 小时，很难再经瘘口置入胃造瘘管。

所需器材

1. 大小合适的胃造瘘管或弗雷（Foley）导管；要准备与取出的管子同样型号的和稍小一号的造瘘管各一只。
2. 水溶性润滑剂。

麻醉

不需要麻醉。

方法（清洁）

1. 用水溶性润滑剂（K-Y 胶浆）润滑管子前端。
2. 平稳轻柔地将管子插入造瘘口。切忌强行插入导管。
3. 如果导管顺利通过，即用生理盐水充满气囊。
4. 确认导管放置部位

a. 如果建立通道少于 6 周时间，在重置胃造瘘管使用之前通过导管注射少量水溶性造影剂，经腹部 X 线确认造影剂进入胃内。

b. 如果通道已经建立完好，则可经此管抽出胃内容物，且向导管内注入少量气体时可在上腹部听到声音。

5. 如插管困难

a. 尝试小一号的胃造瘘管。

b. 有时，介入放射专家可应用类似塞尔丁格技术，先用导丝通过狭窄通道，然后对其进行扩张处理，使窦道扩大。

6. 记录操作过程。

并发症/问题

1. 误置导管

如使用导管补充肠内营养时可引起腹膜炎。

2. 窦道闭合

如果胃造瘘管脱出超过 24 小时，特别容易发生窦道闭合。

胃造瘘管的拔除

1. 确定不再需要胃造瘘管。
2. 如果气囊充盈，抽空气囊。
3. 缓慢匀速地拔除导管。
4. 用一块纱布敷料覆盖瘘口处。每天更换敷料直到瘘口愈合。瘘口应在 24～72 小时内愈合。有时窦道迁延不愈需外科手术治疗。

（陈素华译　张杰校）

28

三腔二囊管（Sengstaken-Blakemore Tubes）

三腔二囊管用于压迫已确诊的食管或胃底静脉曲张破裂引起的活动性出血。既可用于内镜下注射或电灼术治疗失败的患者，也可用于等待内镜或手术治疗的患者。

适应证

已确诊的食管或胃底静脉曲张破裂引起的活动性大出血，且对垂体后叶素或内镜下硬化治疗反应差。

注意事项

1. 确定已经建立了有效的静脉通道，并且对患者进行了及时有效的救治。
2. 放置三腔二囊管是一种高风险性操作。应将患者转送 ICU 病房并进行适当监护。
3. 最好行气管插管进行气道管理。

所需器材

1. 三腔二囊管（图 28-1）
2. 吸引器
3. 60 ml 注射器
4. 心电图机（ECG）和血氧饱和度监测仪
5. 氧气（备用）
6. 测压计
7. 水溶性润滑剂或 2% 的利多卡因胶浆
8. 鼻胃管（NG）
9. 手套和眼罩

10. 止血钳（2个）
11. 床旁备用的剪刀或刀片
12. 用来充填气囊的生理盐水（NS）或水溶性对比物
13. 呕吐物盆
14. 用以确定置管位置的听诊器

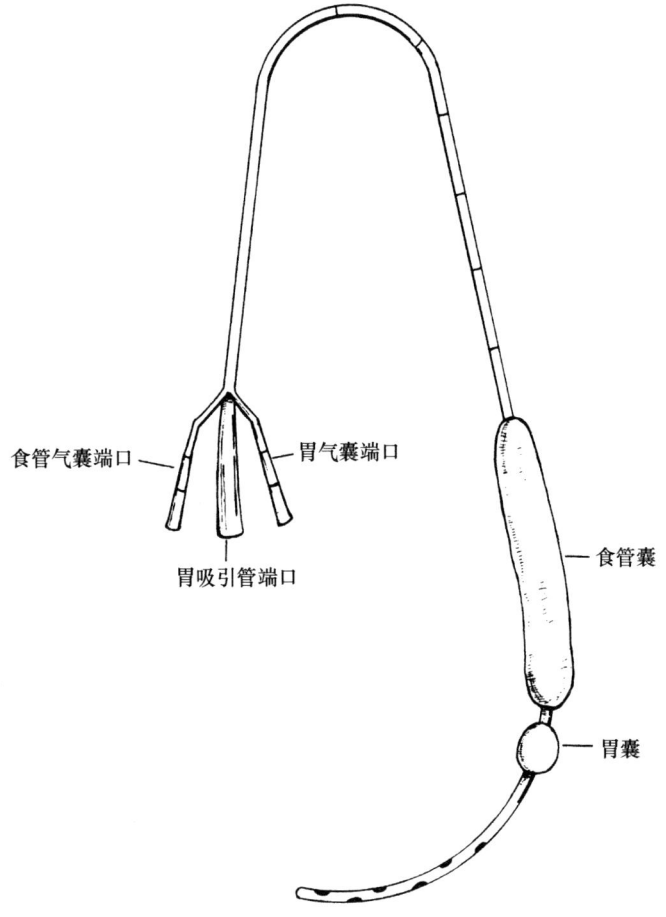

图 28-1 三腔二囊管。类似于明尼苏达（Minnesota）管；该管另有一个食管吸引口。（引自：Marshall SA, Ruedy J: On Call Principles and Protocols, 2nd ed. Philadelphia, WB Saunders, 1993, p102.）

28 · 三腔二囊管（Sengstaken-Blakemore Tubes）

解剖/入路

患者取左侧卧位或仰卧位。

麻醉

不需要麻醉，或鼻腔局部喷洒利多卡因。

方法

1. 术前准备

a. 向患者解释操作过程。

b. 向患者解释操作的风险和替代方案，必要时需患者签署知情同意书。

c. 解答患者提出的问题。

2. 患者体位

左侧卧位或仰卧位，颈部弯曲。

3. 清空胃腔

如果放置了鼻胃管可用它清空胃腔。

4. 术前用药（可选）

a. 选择最通畅的一侧鼻孔。

b. 向患者咽后壁喷洒局部麻醉药物。

c. 鼻粘膜应用血管收缩剂和局部麻醉药物。

d. 用润滑胶浆对三腔二囊管前端及所需插入部进行均匀润滑。

5. 开启接好吸引管的吸引器。患者手持呕吐物盆。

6. 测试三腔二囊管的气囊。

7. 插入三腔二囊管

a. 患者颈部弯曲，将三腔二囊管插入鼻腔。

b. 导管对准枕部。

c. 如有可能让患者做吞咽动作。

d. 连续将三腔二囊管向内插入 45～50 cm。

8. 插管困难

a. 如果导管盘绕在口腔或食管内，可将三腔二囊管浸泡在冰水中使其变硬。

　　b. 如果三腔二囊管根本不能通过，试用另一侧鼻孔。

　　c. 如果在插管过程中患者出现咳嗽，表明误入气管，应立即拔出导管。

　9. 充起胃囊

　　a. 向胃囊内注入 100～250 ml 生理盐水或对比物的稀溶液。如果在注入过程中患者主诉食管疼痛或胀满，立即停止充填。

　　b. 用胃管端口注射器向三腔二囊管的胃管端口内注入 30～60 ml 气体，可在上腹部听气体进入胃内的气过水声。

　　c. 回吸注射器确定抽吸物为血液或胃液。pH 值应小于 5。

　　d. 夹闭胃管。

　10. 轻轻牵拉导管

　牵拉胃囊上升至胃食管连接部。

　11. 将三腔二囊管固定到面部或面罩上

　如果导管直接固定在患者面部，要加好衬垫。

　12. 通过另一侧鼻孔下一个鼻胃管

　此管用来清除咽下的口腔分泌物，采用低负压持续吸引。

　13. 通过导管进行冲洗

　　a. 通过鼻胃管和三腔二囊管的远侧端口进行冲洗。

　　b. 如果出血停止，就不必充填食管囊。在治疗的最初几小时内要反复数次确认有无出血情况。

　　c. 如果提示继续出血：充填食管囊。

　14. 充填食管囊至囊内压达 35～40 mmHg。

　15. 用胸部 X 线检查来确认置管情况

　最终的置管位置如图 28-2 所示。

　16. 记录操作过程。

　17. 提供常规监护

　　a. 放置在食管的鼻胃管保持持续吸引。

　　b. 如果三腔二囊管治疗有效，应放置 24 小时。每 4～6 小时排空气囊一次，以避免造成胃或食管黏膜缺血性损伤，并评估是否继续需要三腔二囊管压迫止血。

28 · 三腔二囊管 (Sengstaken-Blakemore Tubes)

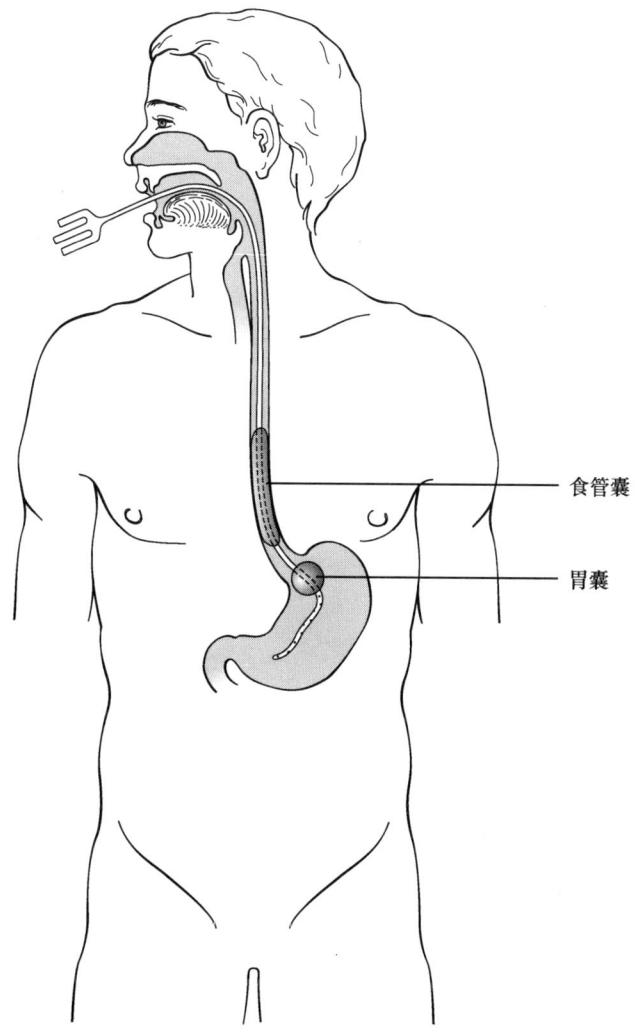

food管囊

胃囊

图 28-2 三腔二囊管的正确置管位置。

并发症/问题

1. 持续出血。
2. 食管或胃破裂。

3. 食管或胃糜烂。
4. 未能充分引出的食管分泌物导致的误吸。
5. 气道梗阻。

管理/随访/拔管

1. 确定不再需要三腔二囊管进行压迫止血。
2. 排空食管囊。
3. 一小时后排空胃囊。
4. 留置三腔二囊管,并且每30分钟冲洗胃管一次,持续1~2小时,以确认出血是否停止。
5. 如果出血已经停止,可以拔除三腔二囊管。

(王建军译 张杰校)

神经系统操作

腰椎穿刺术

腰椎穿刺术是值班医生需要经常操作的一项重要技术。它是鉴别中枢神经系统感染性疾病最常用的诊断手段。有时,做腰穿是为了进行诊断或治疗性用药。这个操作相对简单,并作为脓毒血症的患儿或发热伴精神改变的成年患者的常规检查。

适应证

1. 获取脑脊液(CSF),用于诊断传染性、炎症性或肿瘤性疾病。
2. 诊断或治疗性用药。
3. 部分脑积水患者的治疗(由神经外科医生操作)。

禁忌证

1. 颅内压增高。
2. 颅内占位或占位性病变。
3. 出凝血功能障碍。
4. 拟穿刺部位周围软组织感染或脊柱骨髓炎。

注意事项

1. 无论在什么情况下,对应用抗凝剂或有出血倾向的患者均应避免腰穿。

对于肾功能衰竭、遗传性假血友病、血小板减少症、血友病、肝病患者来说,腰穿具有很高的出血危险。血液流进脑脊液池将导致一系列的神经系统问题和并发症。

2. 只要出现视乳头水肿或其他颅内高压征象,在进行腰穿前一定要除外占位性因素。

在这些情况下，应该进行一次 CT 扫描。如果留取脑脊液的部位低于神经组织水肿位置，将形成向下的压力梯度，引起脑疝，甚至死亡。

3. 要始终保持无菌技术并且在进行腰穿时要小心操作

因为在操作时有可能将微生物带入蛛网膜下腔导致脑膜炎或硬膜下、硬膜外积脓。

4. 对于老年患者，要缓慢放出脑脊液，且只抽取需要量的脑脊液。

抽取大量的脑脊液或快速抽取脑脊液将导致脆弱的穿静脉撕裂而形成硬膜下血肿。

5. 如果出现干抽，提示穿刺针可能太偏或太深。退回穿刺针，重新定位，再仔细重新穿刺。

所需器材

通常在医院内有准备好的腰穿包。以下是所需器材：

1. 备皮用品：包括无菌海绵、聚维酮碘棉球和酒精棉球
2. 无菌材料：包括无菌巾和无菌单
3. 无菌手套
4. 口罩
5. 局部麻醉药：通常用 1% 的利多卡因
6. 注射器（3 ml）和针头（22 号，针长 3.8 cm；25 号，针长 1.6 cm）
7. 腰穿针（18 号和 20 号，针长 7.6 cm）
8. 三通管
9. 无菌试管
10. 测压计
11. 无菌纱布和橡胶绷带

解剖/入路

解剖

图 29-1 回顾了脊髓的重要解剖结构。实际上脊髓在 L1-2 水

平就演变为马尾。穿刺针进入两椎体间必须穿过棘间韧带和黄韧带。图 29-2 显示穿刺针刺进 L3-4 之间皮肤、皮下组织和棘间韧带，进入含有马尾的蛛网膜下腔。

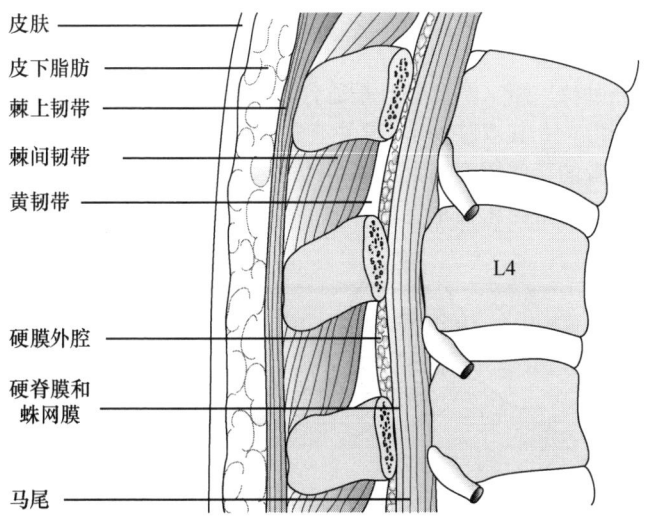

图 29-1 重要的脊髓解剖示意图。（引自：Brown DL：Atlas of Regional Anesthesia. Philadelphia，WB Saunders，1999，p317.）

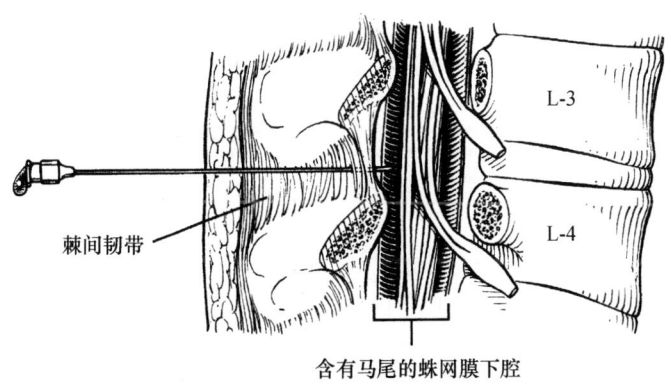

图 29-2 腰穿针穿过组织各层进入蛛网膜下腔示意图。（引自：Brown DL：Regional Anesthesia and Analgesia. Philadelphia，WB Saunders，1996，p331.）

入路

腰椎穿刺术有两条入路。

侧卧位入路

侧卧位入路（图 29-3）是适合于大部分的患者。患者取侧卧位于床沿，令其双膝关节/髋关节和背部尽可能地弯曲。膝部靠胸。患者的弯曲幅度越大，穿刺针进入 L3-4 的空间越大。患者的肩膀和臀部要与床板垂直。

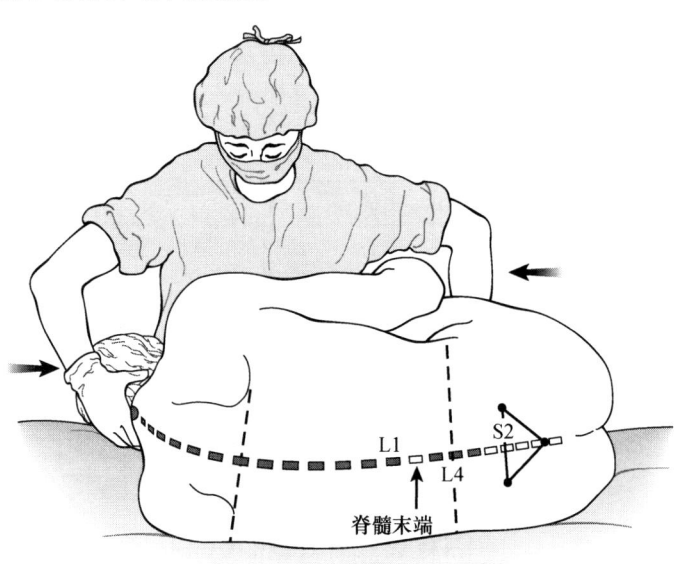

图 29-3 侧卧位腰穿示意图。（引自：Brown DL：Atlas of Regional Anesthesia. Philadelphia，WB Saunders，1999，p316.）

坐位入路

对于肥胖、有脊髓疾病或者畸形的患者，坐位对医生和患者都有利。嘱患者坐在床沿，让患者斜靠在两个枕头上，头部弯曲，如图 29-4 所示。

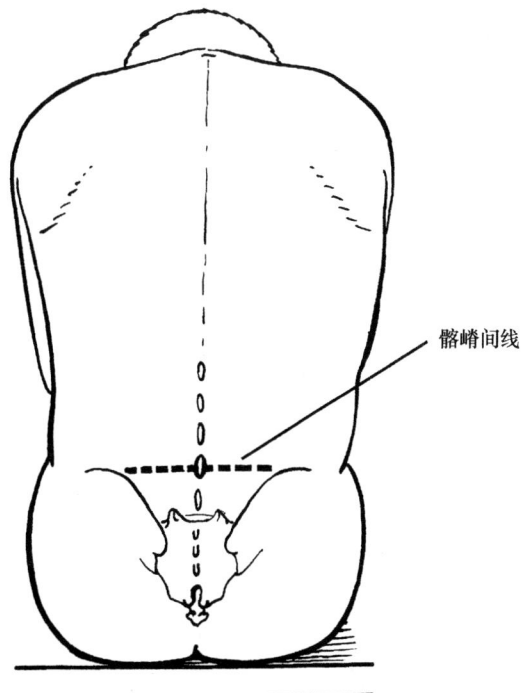

图 29-4 坐位腰穿示意图。髂嵴间线接近 L4 水平。(引自：Brown DL: Regional Anesthesia and Analgesia. Philadelphia，WB Saunders，1996，p330.)

方法

1. 应用无菌技术

用聚维酮碘溶液彻底消毒中下背部。

2. 戴无菌手套和口罩。

3. 触及正中线。

4. 确定 L4-5 椎间隙

记住 L4 位于两髂嵴连线水平。

5. 进行局部麻醉

a. 用 25 号针局部浸润麻醉穿刺部位的皮肤。

b. 用22号针头替换25号针头,对棘突间组织进行深层麻醉。

6. 将腰穿针刺进皮肤

a. 用双手引导带有管芯针的穿刺针,并缓慢进针。

b. 以和皮肤垂直的角度(或最多向头侧10°)进针(图29-5)。

c. 当针穿过黄韧带时指尖有"扑"的落空感。

d. 抽出针芯察看是否有脑脊液流出,检查穿刺针进入深度。

如果穿刺针进入少于4 cm,重新插入管芯针,并继续缓慢进针2 mm。每进2 mm,拔出针芯并检查脑脊液是否流出。如果成人进针超过4 cm还没有脑脊液流出,拔出重新穿刺。

7. 一旦看见有脑脊液流出,用三通管连接穿刺针,并连上测压计(图29-5)。

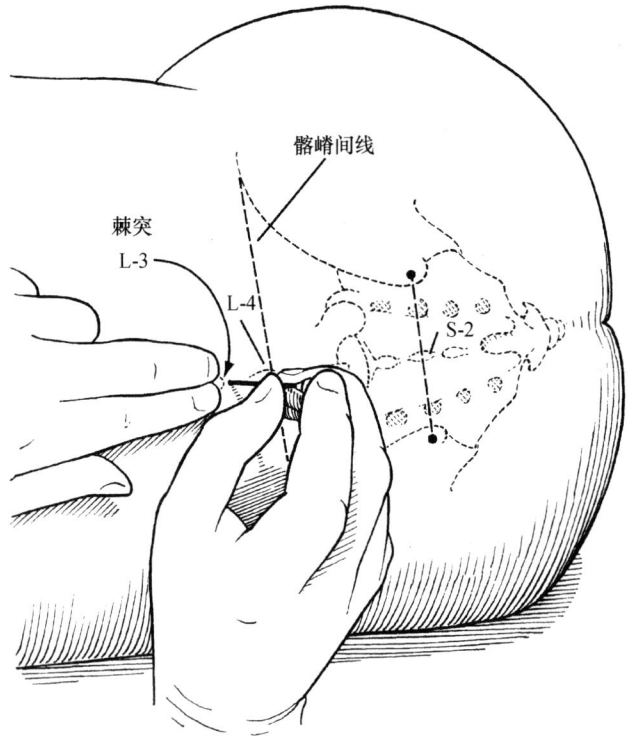

图 29-5 腰椎穿刺的进针。(引自:Brown DL:Regional Anesthesia and Analgesia. Philadelphia, WB Saunders, 1996, p330.)

8. 测量脑脊液开放压

记住,正常的脑脊液开放压为 70~180 mm CSF。

9. 收集脑脊液,按以下顺序分别留取标本:

a. 细胞计数和分类

b. 蛋白,糖和血清学检查

c. 革兰染色、培养和药敏试验,抗酸染色和培养,真菌染色和培养,以及病毒培养

10. 拔出穿刺针。

11. 对穿刺部位进行包扎。

12. 嘱患者继续仰卧至少 12 小时。

这将最大限度地减少头痛和其他并发症的发生率。

13. 记录操作过程

并发症/问题

1. 脑疝

对患有颅内占位性病变的颅内压增高患者进行腰椎穿刺,可能发生这种致命性并发症。如患者有任何颅内压增高的征象,像视乳头水肿等,在腰穿前应进行 CT 扫描以除外颅内占位性病变。

2. 感染

如在操作过程中将细菌带入蛛网膜下腔或其周围的间隙,可引起脑膜炎或积脓。在整个操作过程中要保持绝对无菌。此外,穿刺部位周围有感染时不能进行腰穿,这些感染包括:皮肤损伤、皮下肿块和脊髓感染。

3. 硬膜下血肿

对老年或身体虚弱的患者进行腰穿时,快速抽取大量的脑脊液就可发生此并发症。穿静脉可能撕裂,血液进入蛛网膜下腔。

4. 血性穿刺液和脊髓硬膜外血肿

当穿刺针进入的过深或过偏时,将撕裂前面或侧面的静脉丛血管,出现血性穿刺液。这些并发症通常结局良好能自行止血。

5. 头痛

这是腰穿常见的并发症,有 25% 接受腰椎穿刺的患者出现此症状。这是由于脑脊液不断从蛛网膜下腔流入其他组织所致。绝

大多数发生于年轻患者,头痛在腰穿后可能会持续一周时间。治疗包括严格卧床休息、充分补液和镇痛。对于大量脑脊液从皮肤穿刺部位流出的患者,需请神经外科医师会诊,考虑应用以血代脑脊液治疗。

(崔永鹏译　吴寿岭校)

胸部操作

下面三章论述胸膜腔或心包腔积液的引流。大多数情况下,这些操作需急诊进行。

30

胸廓造瘘置管术

经皮胸腔引流既可以是诊断性的，也可以是治疗性的。在呼吸困难和低氧血症的情况下，胸腔置管是急诊操作。病情平稳者则需要一定的时间进行充分的术前准备和安抚患者。

适应证

1. 气胸。
2. 脓胸。
3. 血胸。
4. 乳糜胸。
5. 顽固性胸腔积液。

注意事项

1. 凝血功能障碍。

插管前，应先纠正血小板数量和功能异常以及凝血因子浓度异常。

2. 拟穿刺部位皮肤感染可引起胸膜腔感染

想办法避开感染部位。

所需器材

1. 备皮用品（碘酒、洗必泰或酒精）
2. 局部麻醉用品（1%～2%利多卡因、25号针、3 ml注射器）
3. 无菌手套
4. 无菌巾或无菌单
5. 镇静药

6. 脉冲血氧监护仪

7. 适当直径的胸腔引流管：引流气体用细管（20号~24号），引流液体用粗管（36号~40号）。引流管插入端可适当削尖以利于体型小的患者使用。不提倡将插入端变成斜形，虽然斜形末端方便置入，但有可能造成胸膜腔穿孔

8. 盛有手术刀片、纱布、止血钳、套管针、带针的粗缝合线和手术单的胸腔置管托盘

9. 凡士林纱布

10. 不透水气的宽胶布

11. 吸引器或壁挂式吸引装置

12. 胸导管引流装置，必要时提前注满水，连在吸引器上

解剖/入路

置管直径的大小和部位取决于适应证，引流液体时需用粗管（36号~40号），在后胸壁置管；引流气体时用细管（20号~24号），在前胸壁置管。最具灵活性的入路是侧胸壁腋中线第6肋间，近乳头水平，从此穿刺部位进入，既可向前又可向后置管。

麻醉

局部麻醉。选择4级镇静、麻醉止痛药，选择性置管时建议使用清醒镇静（见第4章）。

方法（无菌）

对于病情相对平稳的患者，术前进行充分的镇静麻醉，以稳健的方式进行选择性胸腔置管。这种方法称为止血钳法。有些人喜欢套管针辅助置管法。对于病情危重者，应由非常有经验的医生操作，不必过分强调术前准备，宜尽快而安全地完成胸腔置管。

1. 术前准备

a. 向患者解释操作过程。

b. 向患者解释操作的风险和替代方案。

c. 解答患者提出的问题。

d. 患者签署知情同意书。

2. 患者体位

仰卧位，患侧上肢向上伸直。

3. 术前用药

a. 短效苯二氮䓬类药物如：罗拉西泮（氯羟安定）1～5 mg 静脉注射。

b. 必要时使用短效镇痛药如：芬太尼 25～50 mg 静脉注射。

c. 若患者呼吸困难或有呼吸抑制的危险时，可省略所有术前准备（包括应用苯二氮䓬类药物和麻醉药物）。

4. 备皮

a. 采用无菌技术，戴无菌手套、口罩和穿无菌手术衣。

b. 设计切口。

一般选用腋中线切口，引流气体前向放置胸腔引流管，引流液体后向放置胸腔引流管。

在对应的肋骨下肋间隙做一个 2～3 cm 切口，形成一个斜形皮肤通道，这样通常有利于拔管后皮肤通道闭合。有时选用胸前锁骨中线，治疗无并发症的气胸，一般选用很细的（12 号）导管。

c. 无菌操作，备皮及铺手术单。

d. 在手术切口部位用 1%～2% 利多卡因进行浸润麻醉，同时对选定肋间处的肋骨进行骨膜浸润麻醉。

肋骨缘处的骨膜对疼痛非常敏感，不要忽视该处的麻醉。拔管时也要对导管的皮下通道进行浸润麻醉。

5. 做一个跨肋骨的皮肤切口（图 30-1）

确认已充分麻醉。切开肋骨表面的皮肤，要使切口整洁深达骨膜，同时要注意避免损伤肋骨下缘走行的血管神经束。切口大小应为胸腔引流管直径的 1.5 倍。采用压迫止血，必要时追加注射利多卡因（图 30-1A）。

6. 在皮肤切口部位放置荷包缝合线

将缝合线松散地缝扎在胸腔引流管皮肤切口的内侧，仅打一个松散的结。

7. 钝性分离胸壁肋间组织至壁层胸膜（图 30-1B）

a. 在选定肋间隙的肋缘上，沿皮肤切口用止血钳由表及里地进行钝性分离，创建皮下通道。

b. 用止血钳扩展皮下通道空间，以确保能容纳胸腔引流管。

c. 在通过肋间肌肉时，用加压和夹闭止血钳的方法加以止血。切口应位于肋骨上缘，以免损伤血管神经束。

d. 当已进入胸膜腔时，会发出"扑"的声响，通常在切口处也会有很多气体或液体溢出。

e. 用止血钳扩展肋间肌肉，以便使肋间肌肉开口能够容纳胸导管通过（图30-1C）。

f. 取出止血钳，沿切口插入一个手指以确认整个通道与胸膜腔贯通（图30-1D）。

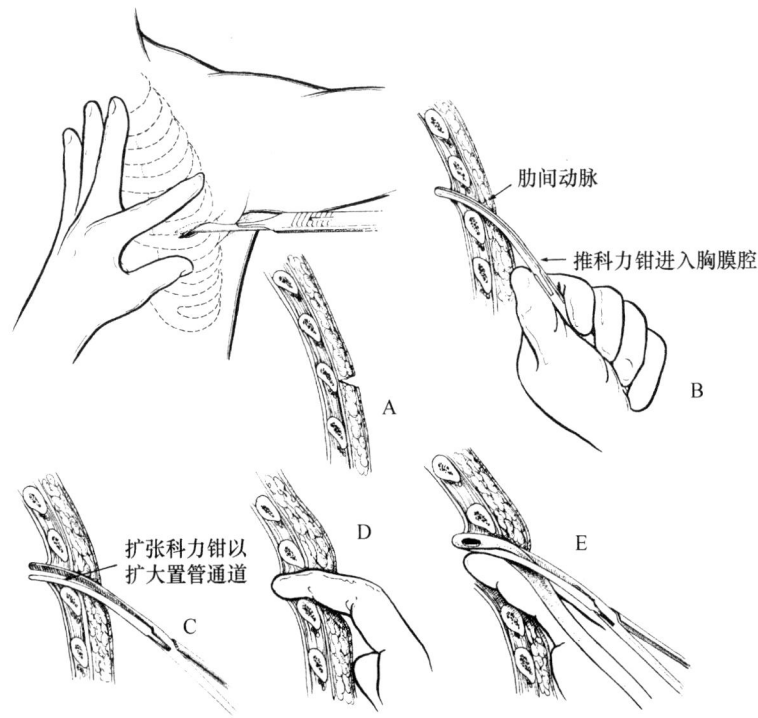

图 30-1 胸廓造瘘置管。（引自：Dunmire SM, Paris PM: Atlas of Emergency Procedures. Philadelphia, WB Saunders, 1995.）

8. 插入胸导管（图 30-1E）

用止血钳夹住已经打好孔的胸导管末端，经皮下通道和肋间肌口置管。此项操作通常比较困难，需要尝试几次才能找到所开辟的置管通道（用套管针置管时，胸导管通过套管针置入胸腔，无需用止血钳钝性分离肋间肌开口）。

9. 放置胸导管

注意在胸导管远端带孔以上的部位有一个标记。当导管按预定的方向置入胸腔时，要插入适当的长度。要确保刚好在胸壁内或皮肤切口处见到标记，否则胸导管就会漏气。

10. 固定导管

a. 收紧导管周围的荷包缝合线，但不再打结。将松弛的缝合线两端用绷带沿管周包绕几圈以固定。因为此缝合线在拔除导管时要收紧以闭合伤口，所以要确保包绕几厘米的缝合线，包绕以后松弛的缝合线两端就被牢牢固定了。

b. 置另外一条缝合线以闭合伤口。将松弛的缝合线两端在导管周用绷带包绕固定。

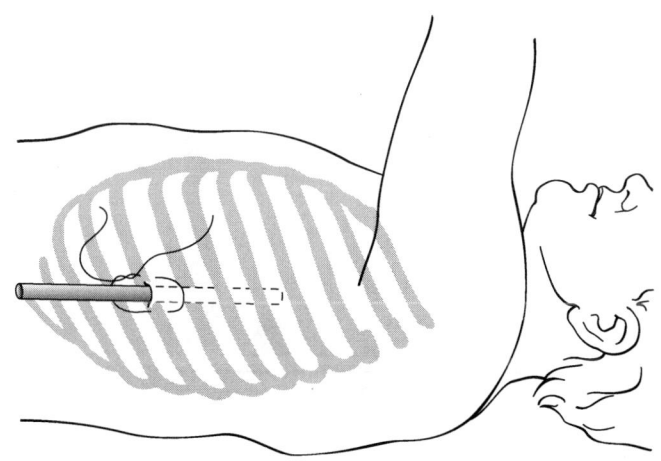

图 30-2 在胸导管置入部周围做一个荷包结扎。（引自：Adams GA, Bresnick SD: On Call Surgery. Philadelphia, WB Saunders, 1997, p358.）

11. 将胸导管接胸腔引流装置和墙壁吸引器

根据胸腔引流装置的吸引控制瓶中水的容积来确定吸引的负压（以 cmH_2O 表示）。密封瓶水下有气泡产生表示引流气体的负压吸引充分，只要能引流出气体就应持续引流。如果是引流液体，就收集在集液瓶中（图30-3）。

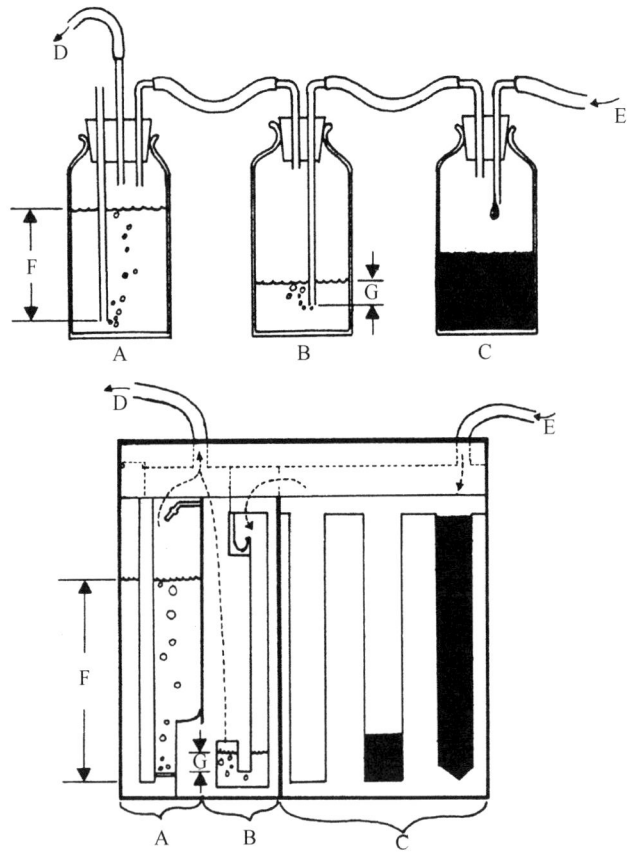

图 30-3 胸导管引流装置 A. 吸引控制瓶；B. 水封瓶；C. 收集瓶；D. 吸引接口；E. 接患者导管接口；F. 以 cmH_2O 为单位表示的吸引数量值；G. 以 cmH_2O 为单位表示的水封瓶的液面高度。（引自：Marshall SA, Ruedy J: On Call Principles and Protocols, 2nd ed. Philadelphia, WB Saunders, 1993, p180.）

12. 对胸导管穿刺部位进行包扎

a. 用凡士林纱布盖在胸导管置入处。

b. 应用咬合性胶布使插导管部位相对密闭,并确保胸导管固定防止其脱出。

c. 用"脐"样胶布进一步固定导管,这样使意外外力牵拉作用于"脐"样胶布上而不至于牵拉伤口的缝合线。

13. 通过床旁立位胸部 X 线检查确认胸导管的位置

必要时重置导管。建议在治疗过程中每天行胸部 X 线检查以确认胸导管置入的深度和位置。侧位胸部 X 线有助于确认导管的确切位置。

胸导管最近端的孔处有不透 X 线的阻光环,所以在胸片上很容易确定胸导管插入深度是否合适。胸导管最近端的孔应在胸膜腔内。

14. 缓解患者的疼痛

在拔管前患者会一直感到胸导管插入处不适,所以要给患者充分止痛。

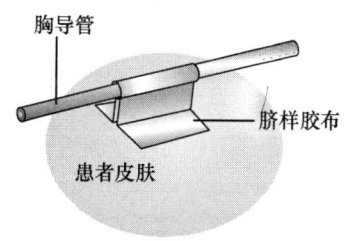

图 30-4 脐样胶布固定胸导管方法示意图。(引自:Adams GA, Bresnick SD: On Call Surgery. Philadelphia, WB Saunders, 1997, p360.)

15. 胸腔置管患者咳嗽排痰、保持肺脏清洁非常重要

应用刺激型肺活量仪。向患者说明使用该仪器的重要性,并教会患者使用。

16. 将胸导管引流液做化验检查

可做下列检查项目(外伤时无需做任何检查)

a. 革兰染色

b. 培养（需氧和厌氧菌、真菌、支原体）
c. 结核菌培养和查找抗酸杆菌（AFB）
d. 细胞计数和分类
e. 乳酸脱氢酶（LDH）
f. 蛋白质
g. 葡萄糖
h. 查找癌细胞
i. 根据病情需要做其他检查（淀粉酶、甘油三酯、pH值、类风湿因子、抗核抗体或补体水平测定等）

血清同步检测血清乳酸脱氢酶、蛋白质、葡萄糖等，对两者的化验结果进行比较。

17. 记录操作过程。

并发症/问题

1. 病情无改善

个别情况下，需放置一条以上胸导管。

2. 肺穿孔

用套管针置管时更容易发生肺穿孔。

3. 腹腔脏器穿孔

若胸壁置管部位过于靠下，可导致腹腔脏器穿孔。

4. 穿破心脏。

5. 持续性漏气

a. 检查引流装置与患者胸壁置管口之间的连接是否松动。

b. 揭开伤口处的胶布，查看胸导管插入位置是否恰当。

检查胸导管插入长度是否足够，位置是否恰当。

c. 若插入部位闭合不严或可听到负压吸引声，则需用2-0丝线再次缝合，收紧胸壁置管口。

记住在修复之前要充分备皮和麻醉。

d. 必要时重置胸导管，然后用凡士林纱布重新包扎。

e. 若连接完好，伤口密闭式包扎无误，则需行床旁胸部X线检查以评价患者的肺部情况和导管的位置。

f. 若胸部X线检查显示气胸无好转，要考虑放置第二条胸导管。
6. 持续性渗液。
7. 穿刺部位出血。
8. 患者不适。

经胸廓造瘘置管行胸膜固定术

顽固性气胸或恶性胸腔积液时,需行胸膜固定术。此项技术需向胸膜腔内注入刺激物,使脏层和壁层胸膜间产生瘢痕。拔除导管时,肺仍粘连在胸壁上。表 30-1 列出了用于胸膜固定术的经典药物。

适应证

1. 顽固性恶性胸腔积液。
2. 顽固性气胸。

表 30-1 用于胸膜固定术的药物

药物	浓度
滑石粉	2 g/100 ml 生理盐水
四环素	1 g/100 ml 生理盐水
多西环素	1 g/100 ml 生理盐水
博来霉素	60 iu/100 ml 生理盐水

禁忌证

对利多卡因或硬化剂过敏者。

所需器材

1. 置管所需药品(碘酒、洗必泰或酒精)
2. 40 ml 1% 利多卡因
3. 无菌手套
4. 镇静药
5. 脉搏血氧检测仪

6. 带有 18 号针头的 60 ml 注射器（2 个）

7. 置管钳（2 个）

8. 连接墙壁吸引的胸腔引流装置

9. 提前备好硬化剂（表 30-1）

麻醉

术前应用麻醉止痛药和抗焦虑药。

方法

1. 术前准备

a. 向患者解释操作过程。

b. 向患者解释操作的风险和替代方案。

c. 解答患者提出的问题。

d. 必要时需患者签署知情同意书。

e. 对患者进行连续的脉搏血氧饱和度检测。

2. 患者体位

仰卧位。

3. 术前用药

a. 短效苯二氮䓬类药物如：咪达唑仑 1～5 mg 静脉注射或罗拉西泮（氯羟安定）1～5 mg 静脉注射。

b. 短效麻醉止痛药如：需要时，芬太尼 25～50 μg 静脉注射。

4. 导管的准备

a. 在靠近患者一侧软橡皮管处，用置管钳夹闭胸导管。

b. 对置管钳近端的橡皮管部分进行消毒。

5. 将 40 ml 1% 利多卡因注入导管。

6. 提起导管以便使全部利多卡因进入胸腔。

7. 在胸壁处导管易塑部分放第二把置管钳。

8. 按下列顺序翻动患者，以使利多卡因均匀分布

a. 垂头仰卧位 2 分钟。

b. 反向垂头仰卧位 2 分钟。

c. 右侧卧位 2 分钟。

d. 左侧卧位 2 分钟。

e. 俯卧 2 分钟（可选）。

9. 在最接近患者处松开置管钳，向管内注入硬化剂。

10. 提起导管以便使全部硬化剂进入胸膜腔。

11. 在胸壁处重新夹闭胸导管可塑部分。

12. 按照下列步骤翻动患者以使硬化剂均匀分布

a. 垂头仰卧位 15 分钟。

b. 反向垂头仰卧位 15 分钟。

c. 右侧卧位 15 分钟。

d. 左侧卧位 15 分钟。

e. 俯卧 15 分钟（可选）。

13. 放开置管钳，使硬化剂流出体外。

14. 重新接胸导管引流 24~28 小时，或直到无顽固性漏气为止。

15. 记录操作过程。

并发症

1. 在操作过程中若患者出现呼吸困难或低氧血症，应放开胸导管并将胸导管接吸引装置。

2. 胸膜固定不充分很常见。如果症状持续存在，则再行一次胸膜固定术，必要时行外科胸膜剥脱术。

胸廓造瘘置管的拔除

最好由一位助手协助拔管。

1. 确认患者已具备拔管条件

a. 无顽固性漏气或患者水封瓶至少 24 小时无气体溢出。

b. 胸腔引流液或血液消失。

c. 胸部 X 线检查肺膨胀良好。

d. 无其他原因继续留置导管。

2. 备齐拔管所需物品

a. 用于切断荷包缝合线结的剪刀或刀片。

b. 凡士林纱布。

c. 不透气咬合性宽胶布。

d. 干纱布海绵。

e. 脉搏血氧监测仪。

f. 手套和眼罩。

3. 解释操作过程

拔除胸导管需要患者配合，略有一些疼痛。向患者解释可能发生的情况。因为大剂量鸦片类止痛药可抑制呼吸功能，所以必要时可应用小剂量该类药物。

4. 患者体位：直立或仰卧位。

5. 去除固定胶布。

6. 在缝合线结处剪断荷包缝合线，保持缝合线长端完整，并从胸导管上松解下来。

7. 收紧荷包缝合线使胸导管周围皮肤瘘口关闭。确认导管未被缝合线和胶布固定。

8. 拔除胸导管

a. 嘱患者充分吸气至最大吸气量时屏气。

此动作保证患者胸腔正压，避免拔管时患者不自主喘气，而使胸膜腔留有空间。

b. 当患者屏气时拔出胸导管。

同时术者应将凡士林纱布盖在造口处，以避免气体进入胸腔。

c. 在拔管的同时助手拉荷包缝合线的两端，在凡士林纱布绷带下收紧皮肤切口。

d. 扎紧缝合线。

9. 用干纱布覆盖在切口处，密闭式胶布固定。

10. 行胸部 X 线检查评估气胸情况

胸膜腔内残留少量气体者常见。可用 100％氧疗处理。

11. 观察患者数小时，注意呼吸音和血氧饱和度的变化。

12. 24 小时内对患者进行随访观察和胸部 X 线检查

无论何时患者出现呼吸窘迫，都应对患者进行评估，重新放置胸导管。

急诊张力性气胸的处理

急性张力性气胸需急诊减压。这是临床惯例。

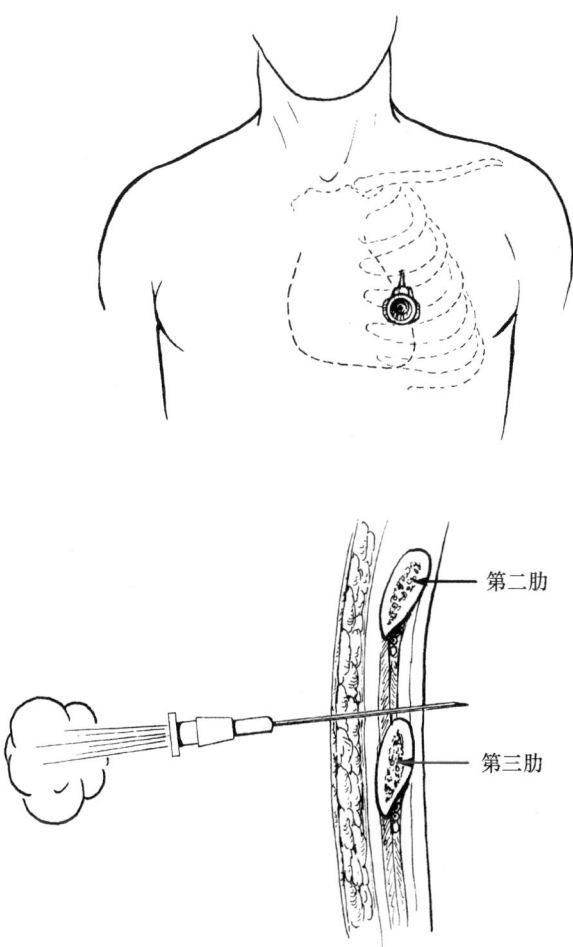

图 30-5　气胸针刺减压示意图。（引自：Dunmire SM, Paris PM：Atlas of Emergency Procedures. Philadelphia, WB Saunders，1995，p56.）

诊断

如果出现下列临床表现就应考虑张力性气胸

1. 低氧血症。
2. 呼吸困难。
3. 低血压。
4. 患侧反响过强。
5. 患侧呼吸音减低。
6. 颈静脉怒张。

处理

1. 备皮

如果时间允许，应对患侧胸前第2或第3肋间处皮肤进行消毒，穿刺部位位于锁骨下2～3横指，以免损伤锁骨下血管。

2. 将16号针头插入第2或第3肋间

在患侧胸前锁骨中线进行穿刺（图30-5）。此方法可以确定诊断，并在实施胸导管引流术之前起到部分缓解症状的作用。如果是张力性气胸可听到气流涌出的声音。

3. 必要时放置胸导管

如果证实气胸存在，则应在患侧行胸廓造口置管术。

4. 记录操作过程。

(杨尚波译 张杰校)

31

胸膜腔穿刺术

胸膜腔穿刺术常用于检查胸膜腔积液的性质，有助于明确临床诊断或放胸膜腔积液缓解临床症状。有专用胸膜腔穿刺包。

适应证

胸膜腔积液的诊断；由胸腔积液所致呼吸窘迫的治疗，或两者兼有之。

注意事项

1. 凝血异常

在插管之前，应纠正血小板数量和功能异常以及凝血因子浓度异常。

2. 穿刺部位皮肤感染可引起胸膜腔感染

尽量选择在非感染部位。

3. 无论何时将穿刺针插入胸膜腔都应时刻准备行胸廓造瘘置管术（见第 30 章）。

所需器材

1. 备皮用品（碘酒、洗必泰或酒精）
2. 局部麻醉用品（1%～2%的利多卡因、25 号针、3ml 注射器）
3. 无菌手套
4. 无菌巾或无菌单
5. 脉搏血氧监护仪
6. 装有无菌单、注射器（一个用于留取标本，另一个大的用于清除大量胸膜腔积液时接管制阀）、留取标本的无菌瓶、胸穿

针和导管的胸穿托盘

7. 用于收集大量胸膜腔积液的瓶子
8. 无菌敷料。

解剖/入路

如果在第八肋间隙以下进行穿刺，会有发生穿刺针刺入腹腔的危险。一般积液用叩诊定位，在积液上缘下1～2横指处进行穿刺。

患者取坐位前倾，就像前胸靠在椅子背上一样（图31-1）。

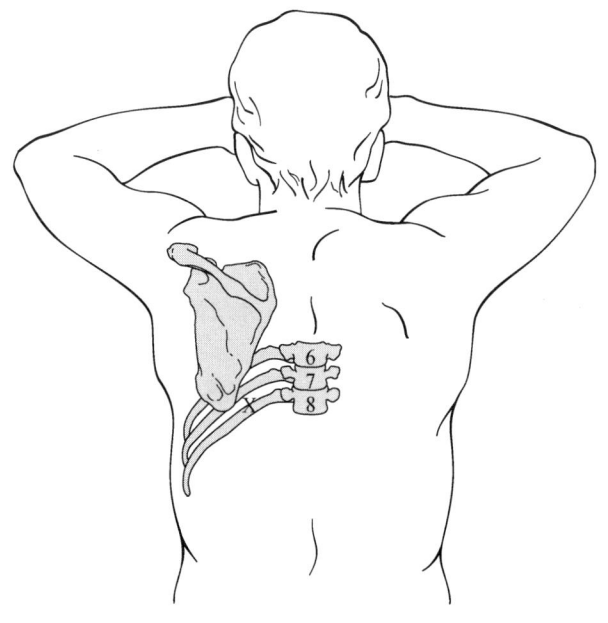

图 31-1 病人体位。

麻醉

局部麻醉。

方法

病情相对稳定能配合操作者，宜在局部麻醉下以安全稳妥的方式进行胸膜腔穿刺术。切记用胸部X线检查来确认患侧情况,侧位胸部X线检查有助于观察积液的水平,这有助于确定积液是否能够引流。

1. 术前准备

a. 向患者解释操作过程。

b. 向患者解释操作的风险和替代方案。

c. 解答患者提出的问题。

d. 嘱患者签署知情同意书。

2. 患者体位

坐位,前屈在椅子背上。

3. 备皮

a. 设计操作方案。对患侧背部进行叩诊,确定浊音区上缘,用钢笔在患者的背部标出该位置。也可采用超声定位。宜选择在浊音区上缘下1~2个横指水平作为穿刺部位;在第八肋间隙以下进针发生腹腔脏器穿孔的危险性增加。

b. 采用无菌技术,戴无菌手套、口罩和穿无菌手术衣。

c. 对患侧皮肤进行消毒,铺无菌单。

d. 用1%~2%利多卡因对穿刺部位皮肤和相应肋间隙的肋骨进行局部浸润麻醉。肋骨上缘的骨膜非常敏感,故应对其进行麻醉。

4. 插入穿刺针

a. 最常用的穿刺包适用于套管针法。

b. 麻醉充分以后,在背部插入穿刺针。因为每个肋骨下缘均有神经血管束通过,所以穿刺针贴近肋骨上缘以避免损伤。沿着肋骨上缘进针最安全(图31-2)。

c. 在进针过程中反复抽吸。

d. 当穿刺针进入胸膜腔时有落空感。

e. 胸膜腔异物刺激性非常强,患者可能会出现咳嗽。在穿刺前要提醒患者可能会出现此情况。

5. 置入导管

当液体经穿刺针流出时,沿穿刺针将导管插入胸膜腔,方向向下对准后部膈肌。

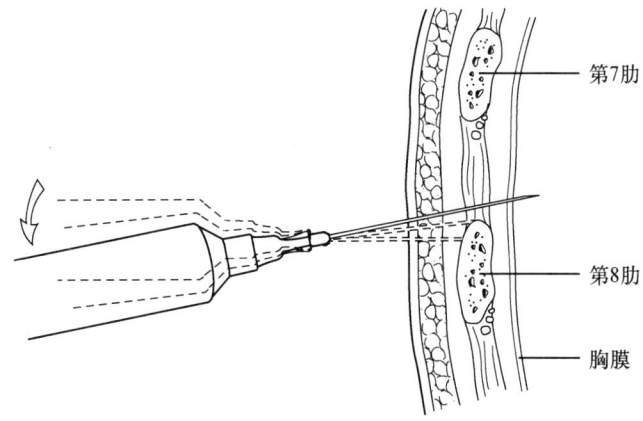

图 31-2 穿刺针插入方法示意图。

6. 如果无液体流出

a. 确认标记位置。

b. 重新进行穿刺。

7. 收集胸膜腔积液标本进行下列诊断性检查：

a. 革兰染色，培养（根据需要做需氧和厌氧菌、真菌和支原体培养）

b. 结核菌培养和查找抗酸杆菌

c. 细胞计数和分类

d. 乳酸脱氢酶

e. 蛋白质

f. 葡萄糖

g. 查找癌细胞

h. 需要时加做其他检查（如：淀粉酶、甘油三酯、pH 值、类风湿因子、抗核抗体及补体水平测定等）

血清同步检测乳酸脱氢酶、蛋白质、葡萄糖等，对两者的化验结果进行比较。

8. 大量穿刺放液

如果用于治疗目的而需大量放液时，则应换成大注射器经管制阀连接收集瓶进行引流。无论何时取下注射器，都应用戴手套的手指封住导管口，以避免气体进入胸膜腔。如果可能的话，可用大吸引瓶（500～1000 ml）来替代大注射器和管制阀。

9. 一次放液不能超过 1500 ml，以免出现复张性肺水肿必要时 24 小时内可再次放液。

10. 放液后应行胸部 X 线检查，观察有无气胸征象

通常胸部 X 线检查示胸腔积液水平变化不明显，但症状会明显改善。

11. 记录操作过程。

并发症/问题

1. 尽管清除了足量的胸膜腔积液，但呼吸窘迫症状无改善
a. 加强氧疗，改善心功能。
b. 确定诊断。
c. 必要时再次放液处理。
2. 气胸。
3. 血胸。
4. 脓胸。
5. 如果一次清除大量胸腔积液，可出现血流动力学异常或肺水肿。

（杨尚波译　张杰校）

32

急诊心包穿刺术

如果临床高度怀疑急性心脏压塞，则心包穿刺术对临床诊断和治疗都至关重要。这是一种非常复杂的情况。只有在患者出现血流动力学衰竭时，才在床旁做心包穿刺术。尽可能由经验非常丰富的术者进行操作，与 ICU/CCU 取得联系，帮助完成此项操作。

适应证

1. 心脏压塞。
2. 心包积液进行性增加，使血流动力学发生很大变化，甚至濒临休克。

注意事项

1. 凝血功能障碍。

在插管之前，应纠正血小板数量和功能异常以及凝血因子浓度异常。

2. 穿刺部位皮肤感染可引起心包感染。

所需器材

1. 备皮用品（碘酒、洗必泰或酒精）
2. 局部麻醉用品（1%～2%利多卡因，25号针，3 ml注射器）
3. 无菌手套
4. 无菌巾或无菌单
5. 脉搏血氧监测仪和心电监护仪
6. 心电图胸前导联
7. 穿刺针（16号～18号）

8. 20 ml 注射器
9. 11 号手术刀片
10. 标本管

解剖/入路

最佳入路是左侧剑突旁切迹处（图 32-1）。

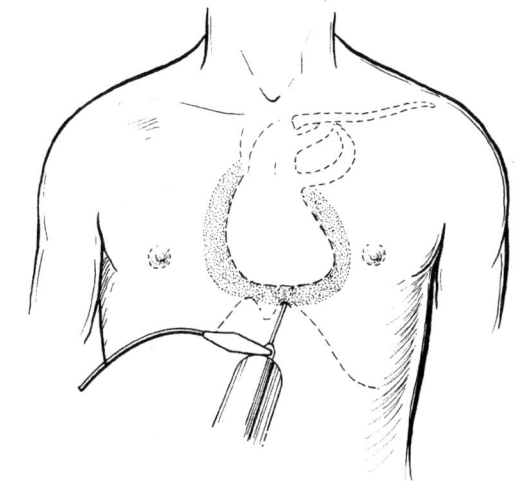

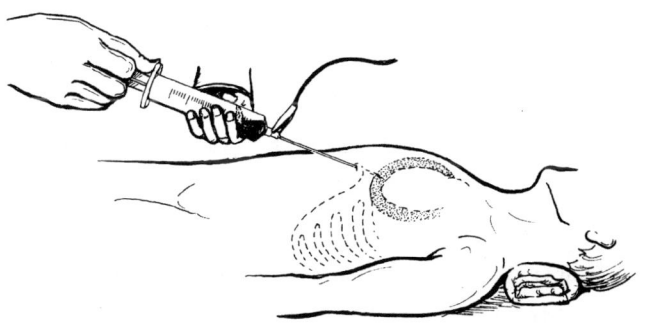

图 32-1 心包穿刺入路示意图。（引自：Dunmire SM, Paris PM: Atlas of Emergency Procedures. Philadelphia, WB Saunders, 1995, p64.）

麻醉

局部麻醉或不麻醉。

方法（无菌）

1. 术前准备

在急诊情况下，临床需要时，首先进行心包穿刺。

a. 向患者解释操作过程。

b. 向患者解释操作的风险和替代方案。

c. 解答患者提出的问题。

d. 嘱患者签署知情同意书。

2. 患者体位

对患者应进行连续性心电监测，如有可能患者最好取 30°半福勒（Semi-Fowler）位。将心电图胸前导联中的一个导联连在心包穿刺针上以增加其敏感性。确认每个导联的导线和导联夹工作正常。

3. 备皮

a. 采用无菌技术，戴无菌手套、口罩和穿手术衣。

b. 备皮消毒，在剑突周围铺无菌单。

c. 用 1%～2% 利多卡因沿穿刺部位进行局部浸润麻醉。

4. 穿刺

a. 在肋弓下左侧剑突旁用刀片切开 2 cm 皮肤（图 32-1）。

b. 穿刺针向上后各 45°角进针 4～5 cm。

进针方向的最好目标是指向右或左肩胛顶部。因为刺入右心室的几率比较小，所以多选择右侧。

c. 进针的同时持续回抽。

连续进针直至有液体流出，或感觉到有明显的心脏搏动，或心电监护上有 ST 段抬高为止。应有穿刺针进入心包腔阻力消失的感觉。

5. 尽可能清除积血

a. 血性心包积液大多为血凝块，所以通常只能清除 5～10 ml

血性心包积液。

b. 如果能轻松地抽出≥20 ml 血性液体，则很可能穿入右心室。

c. 抽出少量心包积液就可使心功能明显改善。

d. 如果抽液后血流动力学无明显改善或血液在穿刺针内发生凝固，则患者需要行开胸手术或局部心包开窗引流。

6. 将抽出的心包积液送检

需要做下列几项检查（外伤病例只需抽出心包内的血液，不需做其他检查）。

a. 革兰染色

b. 培养（细菌、真菌和支原体）

c. 血细胞计数

d. 细胞学检查

e. 蛋白质测定

f. 葡萄糖测定

g. 根据需要进行其他项目检查（类风湿因子、抗核抗体或补体水平测定）

7. 记录操作过程。

并发症/问题

1. 病情无好转

如果心包穿刺抽出足量的积液但血流动力学障碍无明显改善。

a. 重新考虑诊断的准确性。

b. 急诊开胸手术或局部心包开窗手术。

2. 穿入心室壁。

3. 心肌梗死。

4. 气胸。

5. 肠穿孔。

（杨尚波译　蒋晓忠校）

泌尿系统操作

33

经尿道导尿术

在很多情况下患者可能需要导尿。当护士为患者导尿失败或医师决定为患者进行导尿时，值班医生必须掌握如何进行导尿操作。

适应证

1. 尿潴留。
2. 神经源性膀胱。
3. 监测尿量。
4. 逆行膀胱灌注。
5. 无菌尿标本的采取。

禁忌证

1. 已知严重的尿道狭窄。
2. 尿道撕裂或断裂伤。
3. 急性的尿路或前列腺感染。

注意事项

1. 严格应用无菌技术。因为导尿是将异物放置到泌尿系统，可大大增加感染的风险。

2. 应用润滑剂润滑尿管，以减轻对尿道的损伤。大多数导尿包内带有水溶性润滑剂。

3. 避免反复置管。如果怀疑存在尿道的狭窄或前列腺肥大，应用较细的尿管或库德氏尿管。

4. 对接受抗凝治疗的患者，导尿要谨慎。

该类患者有出血倾向，导尿时应用足量的润滑剂和无创操作。

5. 不能确定尿管是否进入膀胱或者尿液引出不畅时不要充盈弗雷（Foley）尿管球囊。在尿道内充盈弗雷尿管球囊可引起尿道损伤。

所需器材

1. 导尿包
a. 备皮用品（聚维酮碘溶液）
b. 无菌手套
c. 无菌纱布海绵
d. 无菌巾
e. 尿管，通常为16号～18号弗雷导管
f. 水溶性润滑剂（可应用2%利多卡因胶浆）
g. 注射器（10 ml）
h. 无菌水或生理盐水（5 ml）
i. 胶布
j. 尿液引流管和引流袋
2. 尿管

有各式尿管（图33-1）。两腔弗雷尿管（图33-1A），较大腔为引流尿液，小腔为5 ml球囊充气，充气球囊使尿管固定在膀胱内。弗雷尿管是最常用的经尿道引流尿管。

图33-1B所示为直导管（红罗宾逊（red Robinson）尿管）。该型导尿管常在导尿后立即拨出的情况下应用。

图33-1C所示为库德（Coudé）导尿管，在导尿困难的情况下使用。和弗雷尿管相比头部较尖、带弯而且比较硬。这样的设计有利于导尿管扩张尿道并通过尿道狭窄部位或肥大的前列腺。

图33-1D所示为三腔冲洗尿管。通常在泌尿外科手术后对膀胱进行冲洗。

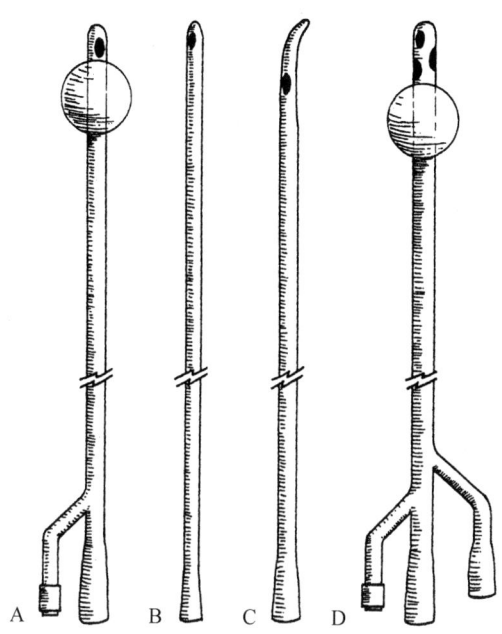

图 33-1 导尿管。A. 弗雷尿管；B. 直尿管（红罗宾逊尿管）；C. 库德尿管；D. 三腔冲洗尿管。（引自：Marshall SA, Ruedy J: On Call: Principles and Protocols, 3rd ed. Philadelphia, WB Saunders, 2000.）

麻醉

对大多数患者来说没有必要进行麻醉。在尿管插入之前可用2%的利多卡因胶浆注射到尿道内，既起润滑作用又有局部麻醉效果。

方法

男性患者

1. 术前准备
a. 向患者解释操作过程。

b. 向患者解释操作的风险和替代方案。

c. 解答患者提出的问题。

d. 确认所有设备处于备用状态。预先用盐水注入球囊,然后抽出以检测球囊有无破损。

2. 患者体位

仰卧位。

3. 备皮

a. 戴无菌手套,铺无菌巾。

b. 有包皮者,将包皮上翻。

c. 至少用聚维酮碘溶液消毒阴茎(包括尿道口)三遍。

4. 一只手保持无菌,另一只手握住阴茎。

5. 伸直阴茎,如图 33-2 所示。

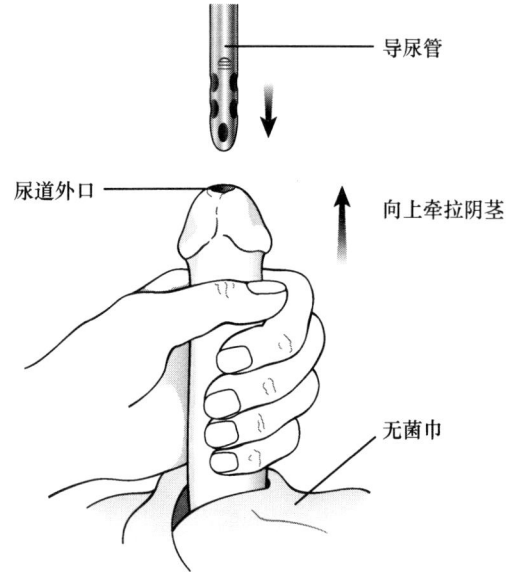

图 33-2 男性患者插入弗雷尿管示意图。

6. 插入尿管

a. 润滑导管的头部和体部。

b. 将导尿管插入尿道口。

c. 阴茎继续保持直立状态以利于尿管的插入。

d. 缓慢插入尿管，注意有无尿液流出。

e. 如果尿液流出，向球囊内注入5 ml生理盐水。

若尿管全部插入仍无尿液流出，按压膀胱区以利于尿液流出。

f. 轻轻牵拉尿管，直到稍有阻力。

g. 放松阴茎根部可能有助于尿管通过尿道前列腺部。

7. 使尿管宽松的固定在股部，防止尿管受到牵拉

如果将包皮上翻者，将包皮退回到原处。

女性患者

1. 术前准备

a. 向患者解释操作过程。

b. 向患者解释操作的风险和替代方案。

c. 解答患者提出的问题。

d. 确认所有设备处于备用状态。预先用盐水注入球囊，然后抽出以检测球囊有无破损。

2. 患者体位

膀胱截石位。

3. 备皮

a. 戴无菌手套，铺无菌巾。

b. 一只手分开阴唇，暴露尿道外口。

注意观察阴道口，尿道外口位于阴蒂和阴道之间。

有些女性患者尿道口的外观和位置可能有轻度变异，所以分开阴唇以及有良好的视野是确定尿道口的关键。

c. 包括尿道外口在内的会阴部，至少聚维酮碘溶液消毒三遍。

4. 润滑导尿管的头部和体部。

5. 将导管插入尿道口。

6. 缓慢插入尿管，注意有无尿液流出。

7. 如果尿液流出，向球囊内注入5 ml生理盐水

若尿管全部插入仍无尿液流出，按压膀胱区，促使尿液流

出。

8. 轻轻牵拉尿管，直到稍有阻力。
9. 使尿管宽松的固定在股部，防止尿管受到牵拉。

并发症/问题

1. 尿管导入困难

尿道口狭窄、尿道狭窄、前列腺肥大或近期的泌尿外科手术都可以导致尿管导入困难。

处理方法包括：

a. 用弯曲的血管钳轻柔的扩张狭窄的尿道外口，这样的操作最好是泌尿外科医师操作。

b. 对于尿道狭窄的患者，可在尿道内直接注入无菌水溶性润滑剂，使用库德尿管。必须小心操作避免过度损伤尿道造成水肿，使下一步置入尿管更加困难。

2. 尿道裂伤和假性通道

导尿时动作要轻柔。如果尿管太细或太硬，操作时用力不当，可造成尿道裂伤。如果出现这种情况，请泌尿外科医师处理。

3. 感染

无菌操作不严格、尿管污染、尿道存在感染或其他事件均可造成尿道感染或脓毒血症。采用无菌操作、细心养护尿管、定期更换尿管、必要时应用抗菌药物以及尽早拔除尿管等均可避免感染的发生。

4. 有创性操作导致的血尿

有创性置管是引起血尿常见的原因。尿道存在病理情况或疾病更易出现血尿。无创性技术是避免尿道损伤的关键。

（刘俊江译　张朋 校）

34

耻骨上穿刺导尿术

耻骨上穿刺导尿是一项急诊操作。若没有泌尿外科医师在场,并且膀胱急需引流尿液的情况下,值班医师要进行耻骨上穿刺导尿。此项操作在外伤患者中经常采用。操作时应注意避免损伤到腹部和盆腔脏器。

适应证

1. 骨盆创伤所致尿道撕裂或断裂伤者。
2. 存在尿路和前列腺感染而需要导尿者。
3. 急性尿潴留不能经尿道导尿者。

禁忌证

未触及膀胱者。

注意事项

1. 始终坚持无菌操作

无菌操作是避免腹膜或膀胱感染的关键。耻骨上穿刺导尿术是将异物置入膀胱,增加了感染的风险。

2. 避免多次穿刺

每次不成功的穿刺都增加肠管损伤或出血的风险。

3. 对接受抗凝治疗的患者进行此项操作要谨慎

此类患者易于出血,为了安全进行耻骨上穿刺导尿,必须纠正患者的抗凝状态。

所需器材

1. 基本用品

a. 备皮用品（聚维酮碘溶液）

b. 局部麻醉用品（1% 利多卡因，22号穿刺针，针长3.8cm，10ml注射器）

c. 剃毛刀

d. 无菌手套、帽子、口罩

e. 无菌纱布海绵

f. 无菌巾和无菌单

2. 置入尿管所需物品

a. 手术刀（11号）

b. 注射器（60ml）

c. 耻骨上穿刺导管，常用长30.4cm的14号穿刺导管

d. 导尿套管穿刺针

e. 持针器，剪刀，镊子

f. 缝合线（2-0尼龙线或丝线）

g. 胶布

h. 尿液引流管和引流袋

i. 无菌敷料

解剖/入路

膀胱位于腹膜的下面（图34-1）。膀胱空虚时，耻骨联合在其表面保护膀胱。在皮肤以及皮下脂肪下面，腹壁和腹直肌筋膜位于腹膜表面。如果穿刺针要进入膀胱，就要通过以下几层结构：皮肤、脂肪、腹直肌筋膜、腹膜和膀胱壁。膀胱过度充盈使膀胱上升到耻骨联合以上，并将肠管上推，这样就降低了膀胱穿刺置管过程中肠管穿孔的风险。

麻醉

局部麻醉。在操作中也可同时使用静脉镇静药物。

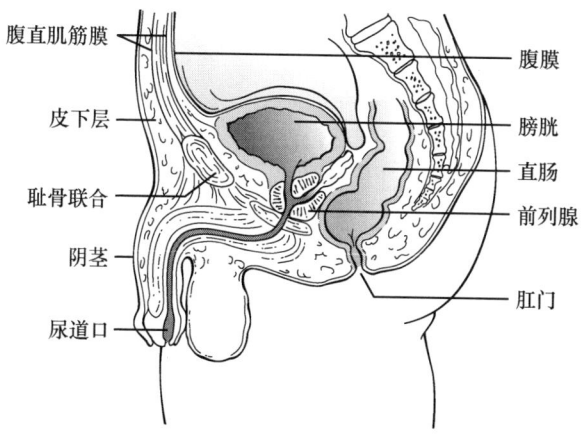

图 34-1 男性与膀胱毗邻的重要盆腔结构解剖示意图。

方法

可采用上述的经穿刺针置入导尿管的方法，也可采用无菌塞尔丁格技术置入导尿管。

1. 术前准备
a. 向患者解释操作过程。
b. 向患者解释操作的风险和替代方案。
c. 解答患者提出的问题。
d. 确认所有设备处于备用状态。
2. 患者体位
a. 仰卧位（图 34-2 至图 34-4）。
b. 臀下放圆垫以伸展腹部和骨盆。
3. 备皮
a. 触及膀胱。膀胱必须充盈方可触及。肥胖或膀胱触诊不满意者进行超声检查。
b. 对脐和耻骨之间的皮肤进行备皮。
c. 确定穿刺部位。成人为腹中线，耻骨上 4 cm。
d. 用酒精消毒穿刺部位。
e. 局部浸润麻醉。

皮肤、皮下各层及膀胱壁，穿刺所要经过各层都应麻醉。

f. 用聚维酮碘溶液彻底消毒术区皮肤，并铺无菌巾和无菌单。

4. 经切口部位进行穿刺

a. 用11号刀片在穿刺部位做一小切口。

b. 应用带有60 ml注射器的14号置管穿刺针，在切口处与腹壁皮肤成60°角进针。

c. 边进针边抽吸直到针头进入膀胱并可以抽吸出尿液为止。

5. 膀胱内放置导管

a. 取下穿刺针上的注射器，通过穿刺针将导尿管置入膀胱。

b. 若导尿管有尿液引出，拔出穿刺针。

c. 再次抽吸导尿管检查是否有尿液引出。

d. 若尿液引流通畅，用缝合线固定导管。

6. 将尿液引流袋和导管相连接。

7. 伤口覆盖无菌敷料。

8. 记录操作过程。

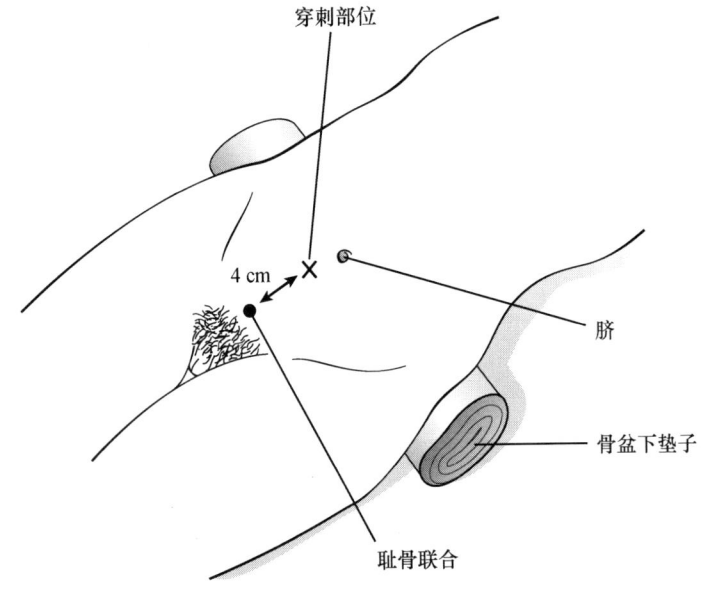

图 34-2 耻骨上穿刺置导尿管的穿刺部位示意图。

34·耻骨上穿刺导尿术

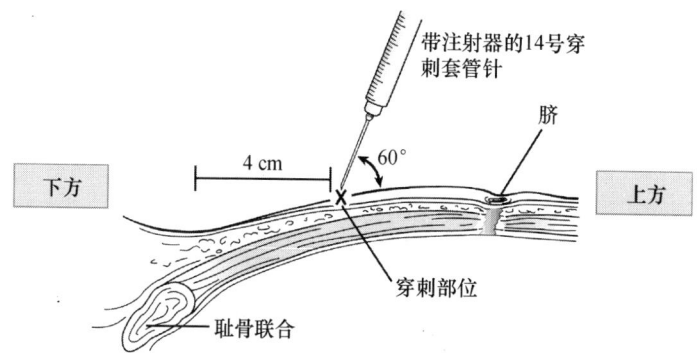

图 34-3 穿刺部位腹壁皮肤的剖面示意图。注意进针方向和腹部皮肤所成的角度。

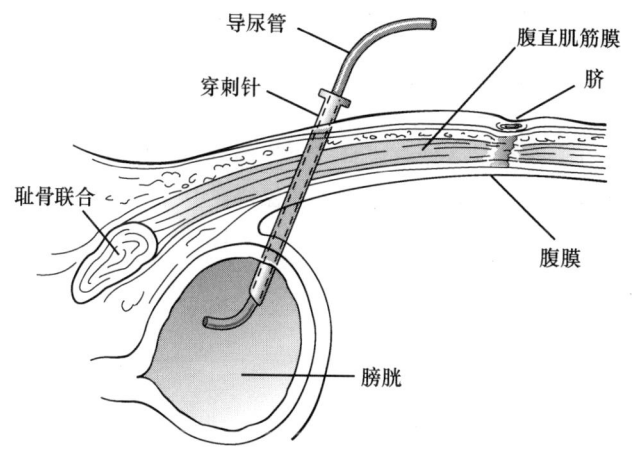

图 34-4 经穿刺针,耻骨上穿刺置导尿管示意图。

并发症/问题

1. 耻骨上放置导尿管困难

可能是穿刺针尖没有进入膀胱内所致。

确认穿刺针能顺畅的抽出尿液。在插入导尿管之前,要固定好穿刺针。

2. 感染

操作过程的污染、导尿管的污染、原有的感染、或其他事件均可引起尿道感染或脓毒血症。

操作严格无菌、精心养护导尿管、定期更换导尿管、必要的抗菌治疗以及根据临床需要及时拔出导尿管均可避免感染的发生。

3. 有创性操作导致的血尿

有创性置管是引起血尿的常见原因。

尿路存在病理情况或疾病更易于导致出血。无创性技术是避免尿道损伤的关键。

小的血管裂伤出血可以自愈。如果膀胱长时间充盈，缓慢引流可以降低膀胱内膜撕裂出血的危险。

4. 肠穿孔

如果穿刺针穿刺位置不当，有可能穿刺到肠管。经皮穿刺置管导尿前，膀胱充盈很重要。充盈的膀胱在中线位置将肠管上推，如果膀胱充盈欠佳，穿刺针可先进入肠腔。

要记住只有在膀胱充盈时，才能进行耻骨上穿刺置导尿管。穿刺部位应在耻骨上 4 cm 以内，并保持在中线上。

（刘俊江译　张杰校）

局部麻醉与神经阻滞

35

局部麻醉与神经阻滞

适当使用局部麻醉能使疼痛减轻以达到外科麻醉。局部麻醉对机体生理功能影响较小,能阻止损伤部位的传入冲动到达中枢神经系统,并且在应急情况下操作简便易行。在接受神经阻滞或局部浸润麻醉之前患者不必严格禁食,且比全身麻醉或区域性麻醉的并发症少。本章对与局部麻醉和神经阻滞相关的解剖和操作方法进行复习,以便使值班医师能从容地对面部和上肢实施局部麻醉。

适应证

1. 需要迅速止痛或麻醉者。
2. 采用全身麻醉或区域麻醉有高危风险者(例如:抗凝治疗患者)。
3. 要求局部麻醉或神经阻滞者。
4. 急诊操作。
5. 没有禁食的患者。
6. 局限性损伤。
7. 需要操作后无痛的。
8. 没有麻醉师或手术后监测设备时。
9. 没有明显意识障碍患者的麻醉(例如:头部外伤)。
10. 有恶性高热病史者。

禁忌证

1. 需要麻醉迅速起效的。
2. 复杂的外科操作。
3. 操作有可能超出局部麻醉范围。

4. 长时间的外科操作。

5. 要求不完全性阻滞时。

6. 医师没有局部麻醉经验。

7. 对局部麻醉药有过敏史。

8. 患者拒绝局部麻醉的。

9. 单纯局部麻醉不能耐受手术者（例如：幼儿、弱智的患者）。

注意事项

1. 近腕、踝关节的四肢远端进行麻醉时避免使用肾上腺素

换句话说，在手、脚、指或趾进行局部麻醉时，局部麻醉药中不能加肾上腺素。总的来说，皮肤作为末梢器官使用肾上腺素是不安全的。在鼻部局部麻醉药中加肾上腺素是安全的。

2. 在阴茎处进行麻醉时避免使用肾上腺素。

3. 避免血管内注射

局部麻醉药注入较大的血管时可迅速被全身吸收导致如心血管系统抑制或抽搐等不良反应，在注射前应回抽加以确认。

4. 注意无菌操作

不能在感染部位直接浸润注射，每次注射前要用聚维酮碘溶液或酒精在注射部位消毒皮肤。

5. 如果手术过程中在麻醉范围以外使用止血带或患者焦虑不合作，考虑使用镇静药。

6. 术前向患者说明可能出现的情况，并签署知情同意书。

所需器材

1. 酒精或聚维酮碘溶液

2. 无菌手套

3. 局部麻醉药：有多种药物可供选择，可单独应用，也可混合使用

可供选择的药物包括：

a. 0.5%～1%利多卡因

  b. 0.5％利多卡因＋1∶200 000 的肾上腺素或 1％利多卡因＋1∶100 000 肾上腺素
  c. 0.25％或 0.5％布比卡因（盐酸布比卡因）
  d. 0.25％布比卡因＋1∶200 000 肾上腺素或 0.5％布比卡因＋1∶100 000 肾上腺素
  4. 短针头或长针头（25 号）
  5. 注射器（3～5 ml）
  6. 纱布、胶布和黏性绷带

区域阻滞

解剖／入路

  区域阻滞或浸润阻滞是将局部麻醉药注入一个区域，而不是特意阻滞某一特定神经。这是对身体许多部位软组织进行麻醉最简便的方法。这种技术常被普遍用于面部、躯干及四肢。即使在麻醉区内有主要的神经实施区域阻滞，通常就阻滞这条主要神经的传入纤维以获得所需要的局部麻醉效果。

  这种区域阻滞对皮肤和皮下组织产生良好的麻醉效果，通常对深层的结构如肌肉和骨骼起不到完全有效的麻醉。局部注射利多卡因能够使肌肉的筋膜麻醉，但肌肉的损伤和矫形的损伤通常要求主要神经阻滞、区域阻滞、静脉内止痛法或全身麻醉以达到足够的麻醉。

  区域阻滞，局部麻醉剂扩散到局部神经末梢和神经纤维并阻滞传入冲动的传导，要使局部麻醉药刚好在损伤、炎症或感染的区域之外，因为炎症组织周围的酸性 pH 环境使得炎症组织对局部麻醉药有一定的抵抗力。在这些情况下，另将碳酸氢钠加到局部麻醉药中能提高药效。

方法

  1. 局部麻醉药的选择

  根据操作的时间长短选择所需药物，同时要考虑所选局部麻醉药的毒性。对于持续时间为 30～90 分钟的操作利多卡因是一种较好的选择,对于此范围内稍长时间的操作可用利多卡因加肾上腺素。如果需要更长时间的操作,布比卡因加(或不加)肾上腺素,能提供2~6小时的操作时间。

为充分利用两者的作用时间,可等量联合应用利多卡因和布比卡因。

2. 术前准备

a. 向患者解释操作过程。

b. 向患者解释操作的风险和替代方案。

c. 解答患者提出的问题。

d. 确认所有设备处于备用状态。

3. 患者体位

体位要依局部麻醉的解剖部位和术者的舒适度而定。

4. 备皮

a. 戴无菌手套,铺无菌巾。

b. 用酒精或聚维酮碘溶液消毒皮肤。

5. 注射局部麻醉药

环形注射局部麻醉药进入皮下组织和皮内。

围绕需要麻醉区域做环行注射(图35-1)。

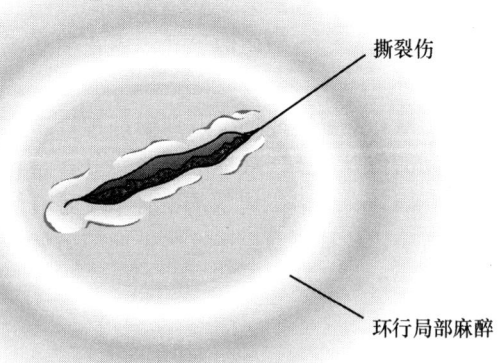

图35-1 区域阻滞的概念。在伤口的周围或所需麻醉区域呈环状注射局部麻醉药物。

面部神经阻滞

解剖/入路

尽管区域阻滞在面部麻醉中是最常用的方法，但在有些情况下需要一次注射，即用一次注射能使整个一侧面部麻醉。例如有大面积的面部损伤需要缝合时，就非常适用面部神经阻滞。另外外伤后组织脆弱，不适宜直接将局部麻醉药注入损伤组织，因此面部神经阻滞技术是具有临床应用价值的。在急诊科最常遇见的是波及唇缘的唇裂伤，若将局部麻醉药直接注入唇部在缝合修复时会使唇部变形，而采用眶下神经阻滞或颏神经阻滞能获得良好的唇部麻醉效果而不会使唇变形。

在面部有三条主要的感觉神经，每条都是三叉神经的一个末端感觉分支。图 35-2 标出了面部、头部和颈部许多感觉神经分布的概况。注意 V1、V2、V3 的神经分布。

眶上神经

图 35-3 标出了近观三叉神经主要的感觉分支。注意前额同时受眶上神经和滑车上神经所支配。这些神经负责整个前额和部分上睑的感觉。眶上神经和滑车上神经从眶上缘的小骨孔穿出。眶上神经通常在垂直于瞳孔之上的眶上压迹处可以触到。

眶下神经

面中部包括面颊和上唇的大部分，由眶下神经所支配。这条神经出自于一个距眶下缘下 1 cm 和距鼻翼 1 cm 的骨孔。此神经也在瞳孔的垂直线上。在婴幼儿麻醉时必须小心，因为他们的面中部比较短，眶下神经常贴近眼眶和眼睛。儿童和婴幼儿局部浸润麻醉比眶下神经阻滞更安全。然而，眶下神经阻滞在青少年和成年人是有确切效果的。

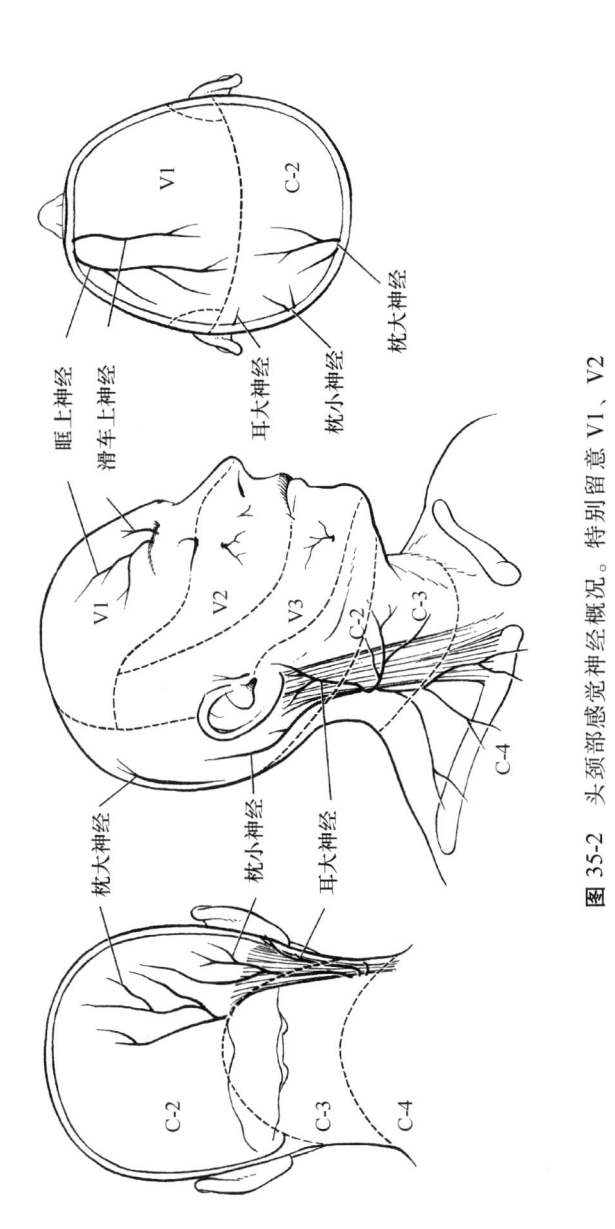

图 35-2 头颈部感觉神经概况。特别留意 V1、V2 和 V3。(引自:Brown DL: Regional Anesthesia and Analgesia. Philadelphia, WB Saunders, 1996, p241.)

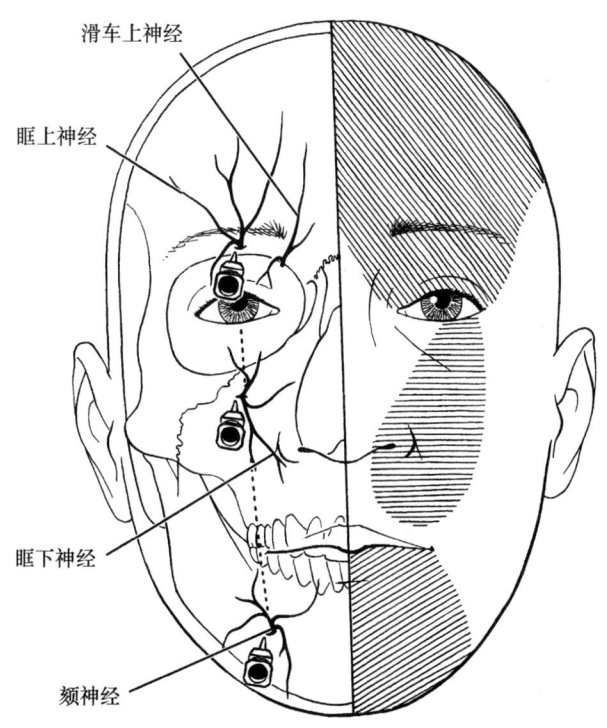

图 35-3 三叉神经大的感觉支(左)和神经阻滞麻醉区(右)示意图。(引自:Brown DL: Regional Anesthesia and Analgesia. Philadelphia, WB Saunders, 1996, p244.)

颏神经

下唇和颏是由颏神经支配的,它出自下颌的一个骨孔,此神经同样也与瞳孔在同一垂线上,在下颌骨下缘上约 1 cm 处。孔的位置也可在嘴里被定位,确定下尖牙和第一磨牙是关键,它在尖牙和第一磨牙的中间,距下颌骨下缘 1 cm。

方法

1. 选择局部麻醉药。

2. 术前准备

a. 向患者解释操作过程。

b. 向患者解释操作的风险和替代方案。

c. 解答患者提出的问题。

d. 确认所有设备处于备用状态。

3. 患者体位

体位根据所需麻醉的解剖部位和术者的舒适度而定。

4. 备皮

a. 戴无菌手套,铺无菌巾。

b. 明确被阻滞神经的解剖位置。

c. 用酒精或聚维酮碘消毒穿刺部位的皮肤。

5. 注射局部麻醉药

a. 将针刺入皮下组织深层,使之完全进入皮肤。

b. 注入 2~3 ml 的局部麻醉药。

6. 采用眶上神经阻滞时,在局部麻醉药被注入眶上神经孔后,针部分退出。然后重新定向,在皮下组织层向鼻侧推进 5~7 mm,再加注 1~2 ml 局部麻醉药,可阻滞滑车上神经。

上肢末端阻滞

值班医生经常处理前臂和手的损伤,手指外伤最常见。值班医生最常麻醉的上肢区域依次为:

1. 上臂和前臂(浸润阻滞)

对上臂和前臂的麻醉,浸润阻滞效果非常好。通常用 3~5 ml 配有肾上腺素的局部麻醉药围绕损伤区域呈环状注入表层皮下和真皮层。深部损伤,局部麻醉药应在回吸确认未在血管内之后注入深层筋膜、肌肉。在上臂或前臂注射 10 ml 局部麻醉药是非常安全的。

2. 手和腕(神经阻滞)

了解腕部外周神经的解剖是实施神经阻滞技术进行局部麻醉的关键。图 35-4 标出了腕部的重要解剖结构。

对于手或手指的损伤,腕部神经阻滞比其他麻醉方法好处多。局部麻醉药可注射在损伤部位的近心端未污染的区域。

麻醉范围比较大，阻滞涉及外周神经的整个分布区。

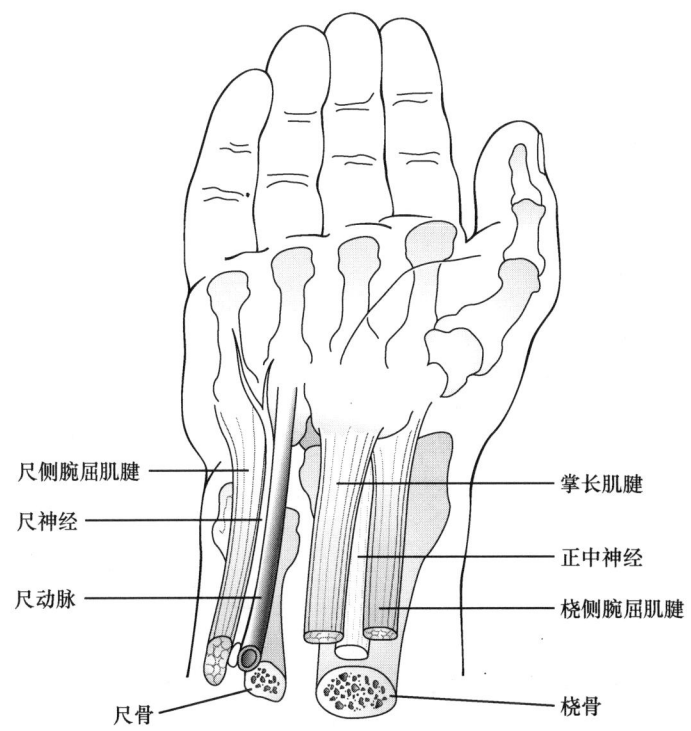

图 35-4 腕部阻滞解剖示意图。(引自：Brown DL：Atlas of Regional Anesthesia. Philadelphia，WB Saunders，1999，p62.)

3. 指（指神经阻滞）

这项简单的麻醉方法需要注射 1～2 ml 不含肾上腺素的局部麻醉药到要麻醉的手指，以达到理想的指神经阻滞。

解剖/入路

尺神经位于手的尺侧（内侧），刚好在尺侧腕屈肌腱旁边（图 35-5）。肌腱在腕的尺侧缘，与大多数腕部正中的肌腱一样，是很容易摸到的。尺神经恰好位于尺动脉的内侧。

正中神经位于掌长肌腱和桡侧腕屈肌腱之间，这两条肌腱在腕的掌侧面是可触摸到的最浅的肌腱。嘱患者拇指和小指对抗并

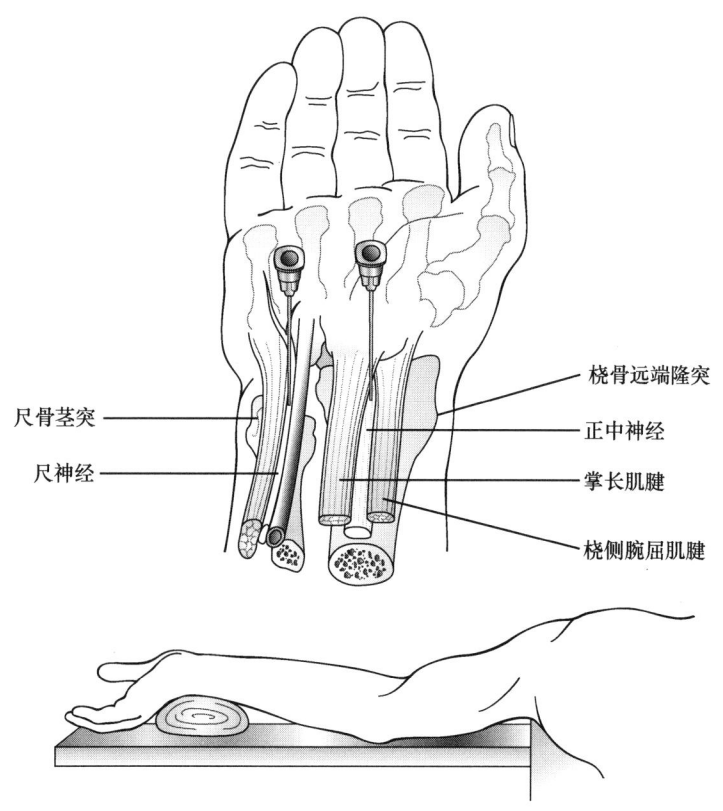

图 35-5 腕部阻滞—进针和上肢摆放位置示意图。(引自：Brown DL：Atlas of Regional Anesthesia. Philadelphia, WB Saunders, 1999, p63.)

屈腕时，很容易看到掌长肌腱，正中神经刚好在这些肌腱的深侧。

桡神经在腕部分成许多外周神经分支，这些分支分布在腕的背面和桡侧区域的皮下组织层，在腕部没有明显的桡神经干。

在手掌，指神经分出主神经干。每个手指有两个主要的指神经，位于手指的两侧。主要分布在每个手指的掌侧面，也有小的背侧神经分支。掌侧指神经与动脉伴行，负责整个手指的掌面感觉，包括指尖和手指的两侧。背侧神经延伸至指的背面，并负责手指背侧皮肤和部分甲床的感觉。

方法

尺神经阻滞

1. 术前准备
a. 向患者解释操作过程。
b. 向患者解释操作的风险和替代方案。
c. 解答患者提出的问题。
d. 确认所有设备处于备用状态。
2. 患者体位
a. 患者仰卧,伸展患肢(图 35-5)。
b. 使用折叠毛巾等物支撑使腕部屈曲。
3. 备皮
a. 戴无菌手套,铺无菌巾。
b. 明确被阻滞神经的解剖部位。
c. 用酒精或聚维酮碘消毒穿刺部位及周围的皮肤。
4. 将针刺入皮肤
a. 摸到尺侧腕屈肌腱和尺动脉搏动。
b. 将 25 号短针刺入尺侧腕屈肌腱与尺动脉之间的腕部皮肤。
5. 回吸无血后,注入 3~5 ml 不含肾上腺素的局部麻醉药。

正中神经阻滞

1. 术前准备
a. 向患者解释操作过程。
b. 向患者解释操作的风险和替代方案。
c. 解答患者提出的问题。
d. 确认所有设备处于备用状态。
2. 患者体位
a. 患者仰卧,伸展患肢(图 35-5)。
b. 使用折叠毛巾等物支撑使腕部屈曲。

3. 备皮

a. 戴无菌手套,铺无菌巾。

b. 明确被阻滞神经的解剖部位。

c. 用酒精或聚维酮碘消毒穿刺部位及周围的皮肤。

4. 将针刺入皮肤

a. 在腕的桡侧和正中部位,确认掌长肌腱和桡侧腕屈肌腱。

b. 将25号短针刺入掌长和桡侧腕曲肌腱之间的深层。

5. 回吸无血后,注入3~5 ml不含肾上腺素的局部麻醉药。

桡神经阻滞

1. 术前准备

a. 向患者解释操作过程。

b. 向患者解释操作的风险和替代方案。

c. 解答患者提出的问题。

d. 确认所有设备处于备用状态。

2. 患者体位

a. 患者仰卧,伸展患肢(图35-6)。

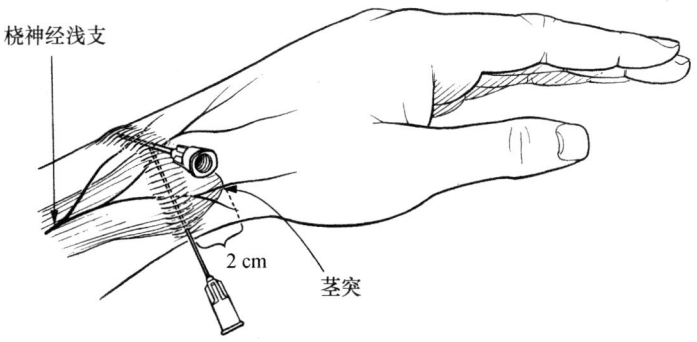

图35-6 腕部挠神经阻滞示意图。(引自:Brown DL:Regional Anesthesia and Analgesia. Philadelphia, WB Saunders, 1996, p274.)

b. 使用折叠毛巾等物支撑使腕部屈曲。

3. 备皮

a. 戴无菌手套,铺无菌巾。

b. 明确被阻滞神经的解剖部位。

c. 用酒精或聚维酮碘消毒穿刺部位及周围的皮肤。

4. 将针刺入皮肤

a. 触摸桡骨的侧缘（茎突），可看见腕部的整个桡背侧区域，包括解剖上的鼻烟窝基底部。

b. 将 25 号短针刺入皮下组织，浸润注射 5～6 ml 局部麻醉药，从桡侧掌面区域，跨过鼻烟窝基底至腕的桡侧背面。

5. 回吸无血后，注入 3～5 ml 不含肾上腺素的局部麻醉药。

指神经阻滞

1. 术前准备

a. 向患者解释操作过程。

b. 向患者解释操作的风险和替代方案。

c. 解答患者提出的问题。

d. 确认所有设备处于备用状态。

2. 患者体位

a. 患者仰卧，伸展患肢（图 35-7）。

b. 告诉患者体位，手掌面向下，手指屈曲。

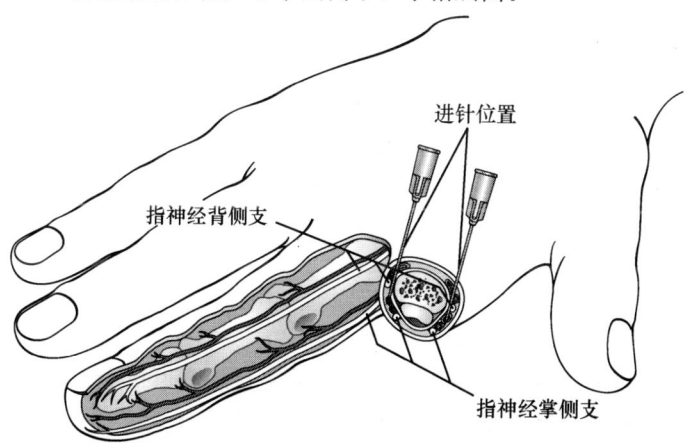

图 35-7 指神经阻滞解剖和进针方向示意图。（引自：Brown DL：Atlas of Regional Anesthesia. Philadelphia，WB Saunders，1999，p64.）

3. 备皮

a. 戴无菌手套，铺无菌巾。

b. 明确需要注射阻滞神经的解剖部位。

c. 用酒精或聚维酮碘消毒手指的根部。

4. 将针刺入皮肤

a. 将 25 号短针头在手指根部两侧刺入。

b. 成人针刺深度 7~10 mm，并注意不要穿透手指掌面皮肤。

5. 回吸无血后，注入不多于 1 ml 不含肾上腺素的局部麻醉药。

6. 如果手指的背侧需要麻醉，则要沿整个手指背侧皮下浸润注射 1 ml 局部麻醉药。

并发症/问题

1. 阻滞不全

这种情况多是由于对麻醉部位解剖不熟悉所致。神经阻滞失败就意味着医生将麻醉神经的局部麻醉药物注射的部位不当，就要在不同的组织层面注射更多的局部麻醉药。

应急的办法是选用其他类型的阻滞。如神经阻滞失败，可选用区域阻滞代替。

若远端神经阻滞失败（例如指神经阻滞），可选用近端神经阻滞（例如腕部的神经阻滞）。

2. 对局部麻醉药的过敏反应

如果患者对所用局部麻醉药过敏，应对过敏反应进行治疗。严重的过敏反应需吸氧和皮下注射肾上腺素。也可用苯海拉明和静点类固醇激素。

3. 局部麻醉药的全身反应

局部麻醉药最严重的不良反应包括：心血管和神经系统反应。

如果局部麻醉药直接注入血管内或给患者用了过量的局部麻醉药，这些反应就可能出现。这些反应与局部麻醉药给药的类型、是否加有肾上腺素和给药量有关。不加肾上腺素的局部麻醉药可引起心脏抑制。加有肾上腺素的局部麻醉药，由于肾上腺素的作用而引起全面的兴奋。除了进行监护外很少需要治疗干预。

（郭平选译　吴寿岭校）

矫形操作

36

夹板固定法

值班医生常要对一些扭伤、韧带和肌腱损伤及骨折的患者进行评估。知道如何固定损伤部位以便得到正确的诊断及治疗是很重要的。应用合适的夹板可减轻患者的痛苦，防止创伤、骨骼错位及软组织损伤进一步加重。

适应证

1. 骨折。
2. 肌腱裂伤或断裂。
3. 关节损伤或扭伤。
4. 运动性肢端痛。

禁忌证

无禁忌证。

注意事项

1. 皮肤菲薄

对于皮肤易损的患者，夹板应衬附适当的垫料。将数层棉垫或纱网状物置于夹板表面以保护皮肤。不放垫可引起皮肤压痛和刺激。

2. 注意局部肿胀情况，避免敷料包扎过紧

严重的软组织损伤或骨折均可造成患肢局部肿胀。衬托夹板的优点在于使肿胀部位在含有绒垫和棉衬的夹板上处于相对松弛状态。更重要的是伤后最初 24～48 小时，给予肿胀组织以足够的缓冲空间。

3. 在影像学及临床确诊之前避免移动受伤部位

夹板固定的目的是在采取正确的诊断、治疗前保护好受伤部位。在应用夹板前切勿处理受伤部位。注意：为恢复患肢受损的血液循环及提高患肢功能恢复水平，应尽可能避免骨折端过度移位。

所需器材

1. 石膏或玻璃棉

两种材料均可使用，各有优缺点。石膏价格低廉质地坚硬但是质重、易折断。玻璃棉比前者质轻，但价格昂贵。

两者在制备夹板前均已用泡沫状物作为垫料。如果医院或诊所无此成品夹板，可自行制作。用12～14层石膏或玻璃棉，衬附上棉花或6～8层网状纱布。

2. 棉花或网状纱布卷

网状纱布卷是用棉花制成的，有不同的宽度（7.6 cm～15.2 cm）。

3. 棉绒
4. 球形卷或纱布卷
5. 胶布
6. 弹性罩
7. 水

一般技术

1. 选择夹板材料

a. 宽度的选择。

7.6 cm宽的夹板适用于拇指，10.2 cm宽的夹板适用于腕部和肘部，15.2 cm宽的夹板适用于踝、膝关节及小腿部。

b. 厚度的选择。

如用成品的夹板则不必担心厚度问题。如夹板为自制，腕部至少为12层，肘部和下肢为15层。

2. 确保内垫的位置适当

a. 手部夹板在指间置棉绒，缠纱布条，松紧适中。

b. 夹板下方应放置 6~8 层网状卷筒棉，防止受压。

c. 如后方需放置夹板，足跟部至少应放 12 层网状卷筒棉，此处皮肤更易受压发生损伤，形成褥疮。

3. 将夹板浸入水中，挤出多余水分，使夹板湿润而不滴水

玻璃棉用凉水浸泡，石膏用凉或温水浸泡都可以。水温越高石膏塑型越快。

4. 将夹板固定在制动部位。

5. 用纱布卷或球形卷缠绕夹板

在缠纱布处可外加弹力罩，以增加稳定性。

注意不要将弹力罩箍得过紧。

特殊技术

1. 手指夹板固定

a. 单一手指骨折或扭伤

手指骨折或扭伤，夹板固定应处于完全伸直位。夹板置于掌侧使手指制动，此夹板为铝制内衬海绵垫（图 36-1）。

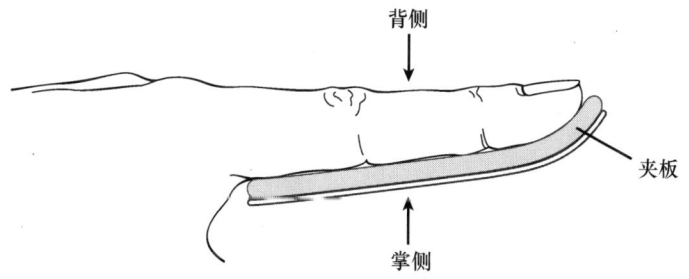

图 36-1 衬泡沫垫的铝制夹板掌侧固定示意图。

b. 锤状指畸形

锤状指畸形常为伸肌腱在末节指骨近端附着点处撕裂所致（图 36-2A）。此畸形可造成末节指骨骨折。如患者末节指骨不能保持伸直，通常是伸肌腱损伤的表现。应用铝制夹板将末节指骨保持于轻度过伸位，如图 36-2B 所示。

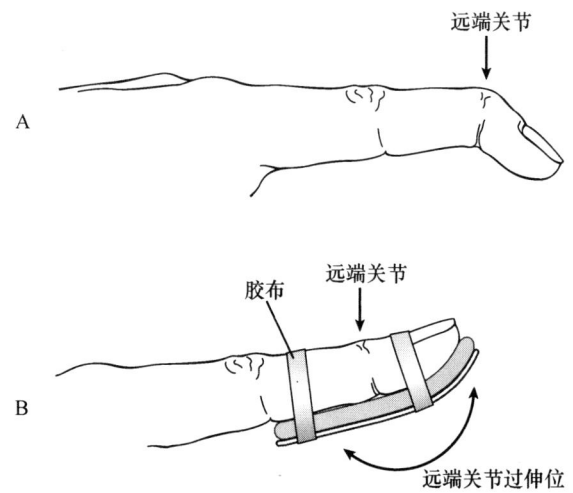

图 36-2 A. 锤状指畸形。手指充分伸直,背侧关节未伸直。手指如"锤"状;B. 夹板固定锤状指畸形。

2. 手、腕及前臂伸肌腱撕裂

这类损伤无论是否同时修复都应行夹板固定,其目的是减少损伤肌腱的张力。裂伤皮肤行缝合,敷料包扎。棉绒置于指间。手应保持腕关节伸30°、掌指关节屈曲90°、指间关节完全伸直位。夹板应包括整个前臂掌侧直至手指远端(图36-3)。

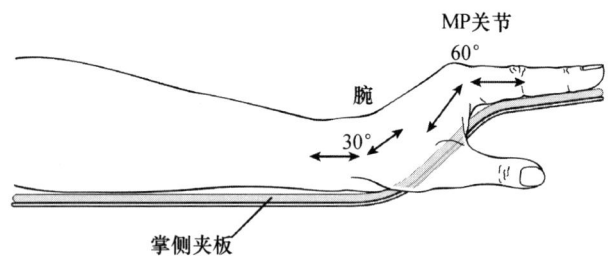

图 36-3 伸肌腱损伤时腕和掌指关节(MP)的位置,掌侧夹板示意图。

3. 手、腕及前臂屈肌腱断裂

屈肌腱断裂或撕裂必须用夹板固定以防止近端肌腱回缩。夹板固定应最大限度地减轻肌腱的张力。皮肤损伤亦应缝合包扎，指间垫棉绒。

手的位置为腕关节弯曲30°、掌指关节屈曲45°、远端及近端指间关节弯屈15°到20°。夹板置于整个前臂背侧至手指远端（图36-4）。

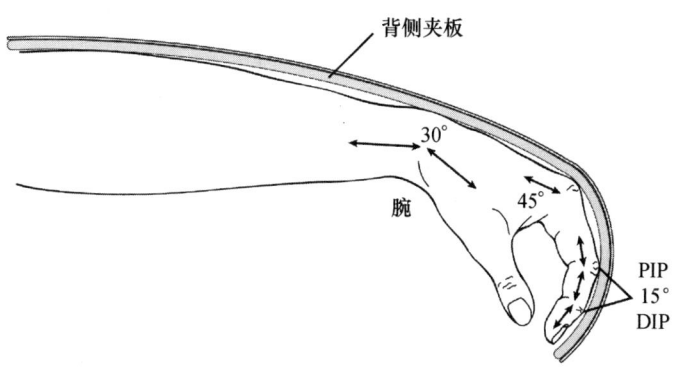

图36-4 屈肌腱损伤时腕和手指关节的位置，背侧夹板示意图。

4. 拇指损伤：骨折、扭伤及裂伤

此部位应该用特制夹板维持拇指外展60°，充分伸直（图36-5）。

5. 腕部扭伤及骨折

大多腕部损伤应夹板固定维持功能位，即腕关节背伸30°位。也有预制夹板，目的都是为维持损伤部位的稳定（图36-6）。

6. 肘部损伤

安全可靠的方法是维持掌心朝前屈肘在45°～90°的位置（旋后）。夹板置于肘部背侧面，起自肩以下直至近腕部（图36-7）。

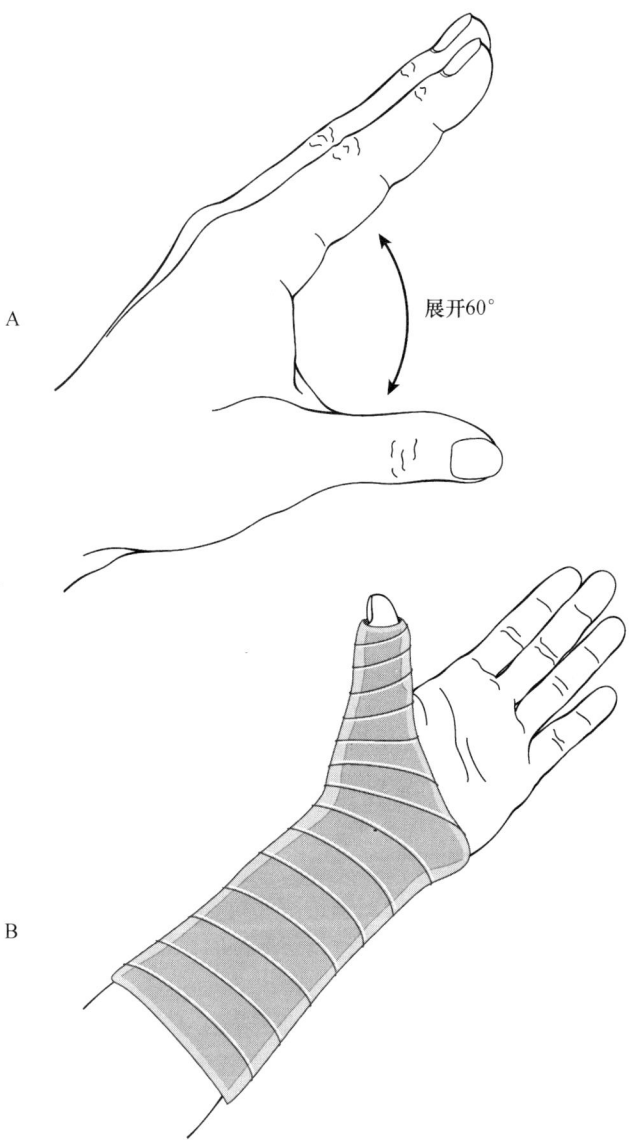

图 36-5 A. 放置拇指人字型夹板并进行捆绑示意图；B. 用于拇指制动的拇指人字型夹板。

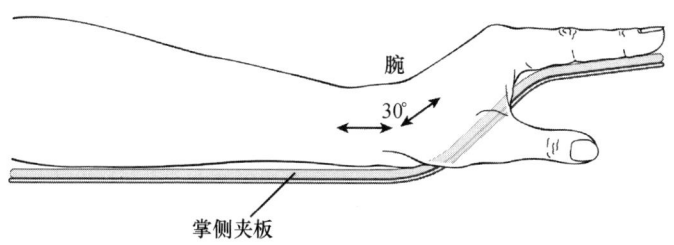

图 36-6 腕关节扭伤或骨折掌侧夹板示意图。

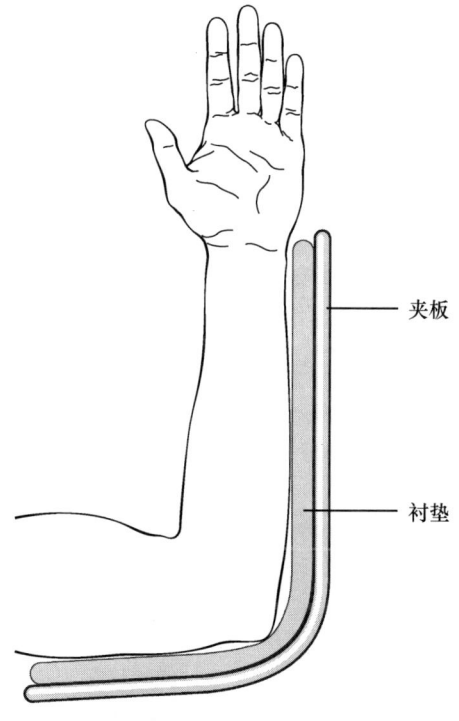

图 36-7 肘夹板。

7. 踝、跟腱及腓肠肌损伤

后侧夹板固定最适于这些部位急性损伤的制动,夹板长度由足趾至膝下方,足跟部必须放足够的衬物以防止皮肤损伤(图36-8)。

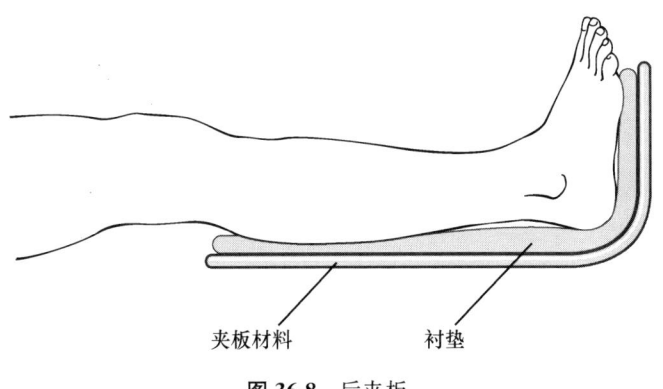

图 36-8 后夹板。

8. 膝部损伤

膝部最适合用预先塑型的膝部制动器固定。这类夹板有内置金属结构做膝侧翼支撑,用 Velcro 带调节制动器。这一装置能保持膝关节充分伸直。不需要石膏或纤维玻璃夹板。

(李生译 吴寿岭校)

附 录

附录 A

阅读 X 光片和心电图

阅读 X 光片

见图 A-1 和 A-2。

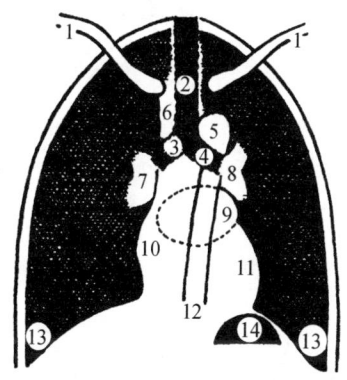

图 A-1 后前位胸片图解。（引自：Marshall SA, Ruedy J：On Call Principles and Protocols, 3rd ed. Philadelphia, WB Saunders, 2000, p417.）

阅读心电图

心率

将 6 秒的 QRS 波群数乘以 10＝次/分（图 A-3）

正常＝60～100 次/分

心动过速＝＞100 次/分

心动过缓＝＜60 次/分

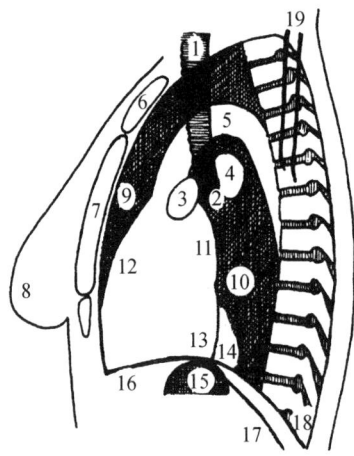

图 A-2 侧位胸片图解。(引自：Marshall SA, Ruedy J: On Call Principles and Protocols, 3rd ed. Philadelphia, WB Saunders, 2000, p418.)

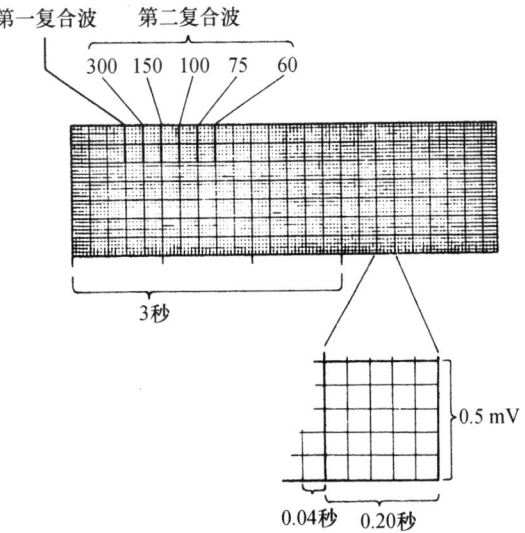

图 A-3 阅读心电图：心率。(引自：Marshall SA, Ruedy J: On Call Principles and Protocols, 3rd ed. Philadelphia, WB Saunders, 2000, p405.)

心律

心律是否正常?

每一个 QRS 波群前都有 P 波吗? 每个 P 波后都有 QRS 复合波吗?

1. 是＝窦性心律。
2. 心律不规则伴有 P 波消失＝房颤。
3. 心律规则伴有 P 波消失＝交界区心律。在全部导联上寻找逆行性 P。

电轴

参见图 A-4。

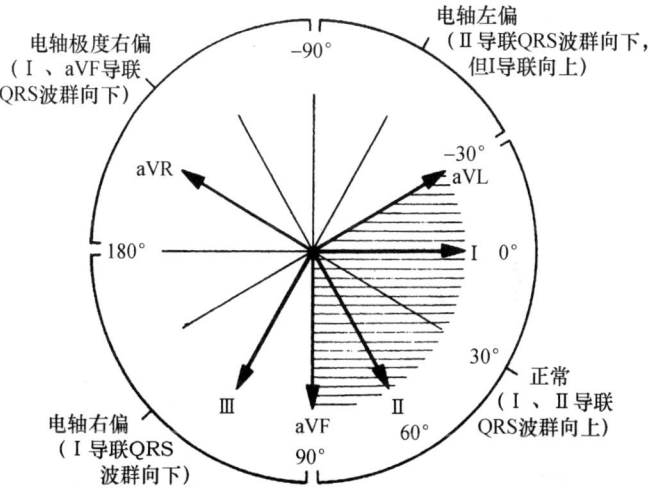

图 A-4 电轴。(引自：Marshall SA, Ruedy J: On Call Principles and Protocols, 3rd ed. Philadelphia, WB Saunders, 2000, p406.)

P 波形态

正常 P 波。观察所有导联 (图 A-5A)。

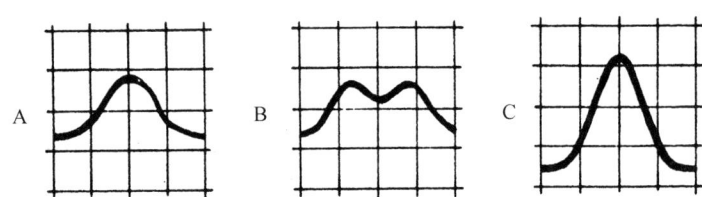

图 A-5 阅读心电图：Ⅱ导联 P 波形态。A. 正常 P 波；B. 左房肥大；C. 右房肥大。（引自：Marshall SA, Ruedy J: On Call Principles and Protocols, 3rd ed. Philadelphia, WB Saunders, 2000, p406.）

左房肥大（图 A-5B）

持续时间：120 ms（在Ⅱ导联中 3 个小格）。常常有切迹＝两尖瓣型 P 波。

波幅：V_1 导联负相终末 P 波＞1 mm，时间＞40 ms（1 个小方格）

右房肥大（图 A-5C）

波幅：Ⅱ、Ⅲ或 aVF 导联 2.5 mm（即肺性高尖 P 波）；V_1 或 V_2 导联初始正相偏斜 1.5 mm。

QRS 形态

左室肥大

1. QRS 电压增高（V_1 或 V_2 导联的 S 波加上 V_5 导联的 R 波＞35 mm 或 aVL 导联 R 波＞11 mm）。
2. 左房肥大。
3. 在左侧导联上 ST 段压低和 T 波倒置。

右室肥大

1. V_1 导联 R 波＞S 波。
2. 电轴右偏（＞+90°）。

3. 右胸前导联 ST 段压低和 T 波倒置。

传导异常

一度传导阻滞

PR 间期>0.20 s（>1 个大方格）

二度传导阻滞

有时在窦性 P 波后无 QRS 波和 T 波。

1. Ⅰ型（文氏（Wenckeback）型）：在漏脱一个 QRS 波群之前，PR 间期进行性延长。

2. Ⅱ型：在漏脱一个 QRS 波群之前，无 PR 间期进行性延长。

三度传导阻滞

P 波与 QRS 波群之间无任何关系。

左前分支传导阻滞

在无左心室肥大的情况下，心电图电轴左偏，Ⅰ aVL 导联出现 Q 波；Ⅲ导联小 R 波。

左后分支传导阻滞

在无右心室肥大的情况下，心电图电轴右偏，Ⅰ导联小 R 波，Ⅲ导联小 Q 波。

完全性右束支传导阻滞

图 A-6A。

完全性左束支传导阻滞

图 A-6B。

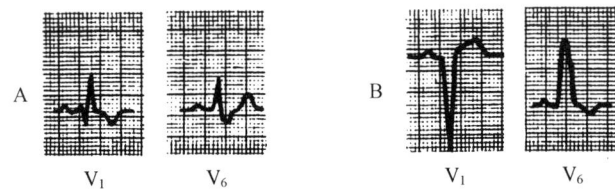

图 A-6 阅读心电图:QRS 波群形态。A. 完全性右束支传导阻滞;B. 完全性左束支传导阻滞。(引自:Marshall SA, Ruedy J: On Call Principles and Protocols, 3rd ed. Philadelphia, WB Saunders, 2000, p408.)

室性期前收缩

1. PR 间期<0.11 s 伴有由 delta 波所致的宽大 QRS 波(>0.12 s)=W-P-W(Wolf-Parkinson-White)综合征。

2. PR 间期<0.11 s 伴有正常 QRS 波群=L-G-L(Lown-Ganong-Levine)综合征。

表 A-1 心肌梗死类型

心肌梗死类型	心电图改变类型 (Q 波,ST 段抬高或压低,T 波倒置)
下壁	Ⅱ,Ⅲ,aVF 导联出现 Q 波
下后壁	Ⅱ,Ⅲ,aVF 和 V_6 导联出现 Q 波 R 波>S 波和 V_1 导联 T 波直立
前间壁	V_1 到 V_4
前侧壁到后侧壁	V_1 到 V_5;Ⅰ,aVL 和 V_6 导联出现 Q 波
后壁	V_1 导联 R 波>S 波,V_6 导联出现 Q 波,T 波直立

明显的 Q 波是指宽度>40 ms 或高度>同导联 QRS 波群的 1/3。在无明显 Q 波时,ST 段或 T 波改变可能代表无 Q 波型心肌梗死。

(李桂玲译 张杰校)

附录 B

常用药物的专利商标名称

Adalat	硝苯地平
Aldactone	安体舒通
ALternaGEL	氢氧化铝凝胶
Alupent	硫酸间羟异丙基肾上腺素
Amicar	6-氨基己酸
Amphojel	氢氧化铝凝胶
Anzemet	多拉司琼
Apresoline	肼苯达嗪
AquaMEPHYTON	维生素 K_1
Aquasol A	维生素 A
Asacol	美沙拉嗪
Atarax	羟嗪
Ativan	罗拉西泮
Beclovent	二丙酸倍氯米松
Benadryl	苯海拉明
Bumex	丁尿胺
Calan	盐酸维拉帕米
Capoten	开博通
Carafate	硫糖铝
Cardizem	硫氮卓酮
Celebrex	西乐葆
Colace	多库酯钠
Compazine	丙氯拉嗪
Coumadin	华法林
Cytotec	喜克溃
Demerol	杜冷丁

Diabinese	氯磺丙脲
Dialose	多库酯钠片剂
DilacorXR	盐酸地二硫卓缓释胶囊剂
Dilantin	苯妥英钠
Dulcolax	双醋苯啶
Edecrin	利尿酸
Esidrix	氢氯噻嗪
Glucophage	二甲双胍
Haldol	氟哌啶醇
HydroDIURIL	氢氯噻嗪
Imitrex	琥珀酸舒马普坦
Inderal	心得安
Indocin	消炎痛
Isoptin	维拉帕米
Isordil	消心痛
Kay Ciel	氯化钾
Kayexalate	聚磺苯乙烯
Lanoxin	地高辛
Lasix	呋塞米
Librium	利眠宁
Maalox	氢氧化铝；氢氧化镁
Micro-K	氯化钾
Motrin	布洛芬
Mylanta	氢氧化铝；氢氧化镁；二甲硅油
Naprosyn	萘普生
Narcan	盐酸纳洛酮
Normodyne	拉贝洛尔
Osmitrol	甘露醇
Pentasa	美沙拉嗪
Pepcid	法莫替丁
Phenergan	非那根

Phytonadione	维生素 K_1
Plavix	波利维
Prilosec	奥美拉唑缓释剂
Procanbid	普鲁卡因酰胺缓释剂
Procardia	硝苯地平
Proventil	舒喘宁
Pyridium	非那吡啶
Retinol	维生素 A
Romazicon	氟马西尼
Serax	奥沙西泮
Sinemet	左旋多巴-卡比多巴
Slow-K	氯化钾缓释片
Sorbitrate	消心痛
Tagamet	泰胃美
Thiamine	维生素 B_1
Thorazine	氯丙嗪
Trandate	拉贝洛尔
Tylenol	扑热息痛
Valium	地西泮
Vanceril	倍氯米松
Vasotec	依那普利
Ventolin	沙丁胺醇
Versed	咪达唑仑
Vistaril	羟嗪
Vitamin A	维生素 A
Vitamin B_1	维生素 B_1
Vitamin K_1	维生素 K_1
Xylocaine	利多卡因
Zantac	雷尼替丁
Zaroxolyn	美托拉宗
Zyloprim	别嘌呤醇

(李桂玲译　张杰校)

值班医生处方一览表

本处方一览表涵盖值班时常用的药物。所列药物剂量均为成人剂量。所列药物名称均为通用名。给药前一定要注意患者的肝功能和肾功能,注意用药的个体化原则。同时也要注意给药剂量的个体化。相关的详细信息可咨询药剂师或查阅药品说明书。

Acetaminophen 扑热息痛(泰诺林及其他)

解热镇痛药

适 应 证:疼痛和发热。
作　　用:减轻疼痛反应并可直接作用于下丘脑体温调节中枢。
代　　谢:肝脏。
排　　泄:肾脏。
副 作 用:不常见;皮疹、药物热、黏膜溃疡、白细胞减少、全血细胞减少和肝脏毒性。
剂　　量:325~1000 mg 口服/直肠给药,需要时每 4~6 小时重复一次,24 小时最大剂量可达 4000 mg。
注意事项:非抗炎作用很小。不影响血小板的聚集。与抗凝药不发生相互作用。过量时用 N-乙酰半胱氨酸进行解毒。

Albuterol 沙丁胺醇(舒喘宁或喘乐宁)

β_2-肾上腺素受体激动剂

适 应 证:由哮喘、支气管炎或慢性阻塞性肺疾病(COPD)所引起的支气管痉挛。
作　　用:β_2-肾上腺素受体激动剂。
代　　谢:肝脏;不足 20% 的吸入剂量被吸收。
排　　泄:肾脏。
副 作 用:头痛、心动过速、头晕、眩晕、震颤、心悸和恶心。

剂　　量：3 ml 生理盐水中加 2.5～5 mg 沙丁胺醇雾化吸入，需要时每 4 小时重复一次；严重急性支气管痉挛开始可每 3～5 分钟重复一次。
注意事项：可与间羟异丙肾上腺素交替使用。

Allopurinol　别嘌呤醇

黄嘌呤氧化酶抑制剂

适 应 证：临床有症状的痛风，尿酸性肾病和肿瘤治疗消退期。
作　　用：抑制尿酸形成。
代　　谢：代谢产物别嘌呤二醇也具有活性。
排　　泄：肾脏。
副 作 用：皮疹、发热、胃肠道（GI）反应、白内障、肾毒性和肝毒性。
剂　　量：100～300 mg/天餐后口服，严重病例可将剂量加大到 800 mg/天。
注意事项：肝肾功能不全时应减少剂量。开始治疗时可能会伴有急性痛风发作。别嘌呤醇可使氨茶碱、6-巯基嘌呤和硫唑嘌呤的血药浓度增高。非甾体类消炎药（NSAIDs）是治疗急性痛风的一线药物。

Aluminum Hydroxide　氢氧化铝（凝胶）

抗酸药

适 应 证：由消化性溃疡或胃炎引起的上腹部疼痛。预防应激性溃疡。降低含磷肾结石患者的尿液尿酸水平。
作　　用：缓冲胃酸；结合胃肠道的磷。
副 作 用：便秘、食欲减退、恶心、肾功能衰竭患者可出现低磷血症和铝中毒。
剂　　量：急性发作者：30～60 ml 口服，需要时 1～2 小时重复一次。维持治疗者：有症状时，30～60 ml 口服每 1～3 小时重复一次，睡前服一次。
注意事项：可与四环素、甲状腺素和其他药物结合，而减少上述药物的吸收。

Aluminum Hydroxide/Magnesium Hydroxide 氢氧化铝/氢氧化镁（碳酸钙制剂）

抗酸药

适 应 证：由消化性溃疡和反流性食管炎引起的疼痛，预防应激性溃疡。
作　　用：缓冲胃酸。
副 作 用：腹泻、肾功能衰竭者可出现高镁血症或铝中毒。
剂　　量：急性发作者：30～60 ml 口服，需要时每 1～2 小时重复一次。维持治疗者：有症状时，30～60 ml 口服，每 1～3 小时重复一次，睡前服一次。
注意事项：铝盐可引起便秘。镁盐可引起腹泻。二种药物混合起到了副作用相互中和的目的。可与四环素、甲状腺素和其他药物结合，而减少上述药物的吸收。

Aminocaproic Acid 6-氨基己酸

血纤维蛋白溶解酶原激活物抑制剂

适 应 证：由纤维蛋白溶解引起的出血。
作　　用：抑制血纤维蛋白溶解酶原激活物；也具有抗血纤维蛋白酶的活性。
代　　谢：65%的药物以原形排泄。
排　　泄：肾脏。
副 作 用：增加深静脉血栓（DVT）形成、脑栓塞和肺栓塞的风险。恶心、腹部痉挛、头晕、皮疹和头痛
剂　　量：负荷剂量 4～5 g 静脉注射，静点时间在 1 小时以上，继之维持静点 1～1.25 g/每小时至血纤溶酶原达 0.13 mg/ml 或临床出血停止。最大剂量 30 g/24 小时。负荷剂量也可口服。
注意事项：用药前需除外弥漫性血管内凝血（DIC）。

Aminophylline 氨茶碱（支气管扩张剂）

哮喘引起的支气管痉挛

适 应 证：哮喘引起的支气管痉挛。
作　　用：甲基黄嘌呤；通过抑制磷酸二酯酶的活性，引起平滑肌松弛和支气管扩张。也可激活呼吸中枢。
代　　谢：肝脏（90%）。
排　　泄：肾脏。
副 作 用：心动过速、室性早搏增加、恶心、呕吐、头痛、癫痫发作、失眠多梦。
剂　　量：负荷剂量为 6 mg/kg 静脉注射，继之维持静点每小时 0.5～0.7 mg/kg。如果患者已经服用过茶碱类药物，可将负荷量减半。
注意事项：可监测血药浓度，但患者出现的副作用一般限制了药物的疗效。充血性心力衰竭（CHF）、肝脏疾病和老年患者应减量。红霉素、西米替丁、心得安、别嘌呤醇和许多其他药物都降低氨茶碱的清除率。

Aspirin 阿司匹林（乙酰水杨酸）

解热、镇痛及抗炎药

适 应 证：炎症引起的疼痛、发热和冠状动脉综合征患者的抗血小板凝集的治疗。
作　　用：外周性干扰前列腺素的合成，因此减轻疼痛和炎症。中枢性降低痛阈并通过增加散热降低体温。
副 作 用：胃糜烂和出血、耳鸣、发热、口渴和出汗。可出现严重的过敏反应，包括哮喘样发作。
剂　　量：轻微的疼痛或发热：325～650 mg 口服，每 4～6 小时一次。由心包炎引起的胸痛：650 mg 口服，每天 4 次。心绞痛和抗血小板治疗：30～325 mg 口服，每天一次或隔天一次。类风湿性关节炎：2.6～5.2 g/天，分次口服。

Beclomethasone 倍氯米松（倍可稳或二丙酸倍氯米松制剂）

吸入性肾上腺皮质激素

适 应 证：支气管哮喘发作和长期维持治疗。
作　　用：局部抗炎药。
排　　泄：经粪便排泄。
副 作 用：口和咽念珠菌感染、喉肌病。
剂　　量：每天 2～4 次，每次喷吸 2 下。在使用支气管扩张剂后 3～5 分钟使用本药疗效更佳。
注意事项：不适用于急性支气管痉挛患者。

Bisacodyl 比沙可啶（双醋苯啶）

缓泻药

适 应 证：便秘。
作　　用：刺激蠕动。
代　　谢：吸收不良。
副 作 用：腹部痉挛、恶心、直肠烧灼感或出血。
剂　　量：每晚 10～15 mg 口服；必要时在医务人员的监督下可每晚直肠给药 10 mg。
注意事项：妊娠或心肌梗死（MI）患者避免使用本药。老年人可能会使体位性低血压、乏力和共济失调加重。急腹症、肠梗阻或近期行肠吻合术者避免使用本药。口服后 6～10 小时起效，直肠给药 15～60 分钟起效。

Bumetanide 布美他尼（丁尿胺）

袢利尿剂；快速起效，作用持续时间短

适 应 证：充血性心力衰竭、肝硬化、肾脏疾病或肾病综合征患者出现的水肿。
作　　用：抑制钠和氯离子在亨利（Henle）袢升支的重吸收；促进钾的排泄。
排　　泄：肾脏（80%）。
副 作 用：电解质流失、皮疹、高尿酸血症和可逆性耳聋。

剂　　量：0.5～2 mg 口服/静脉输注，每天单一剂量；必要时每 20 分钟重复一次，最大剂量为 3 mg。
注意事项：1 mg 丁尿胺相当于 40 mg 呋塞米。

Calcium Gluconate　葡萄糖酸钙

补钙药物

适 应 证：症状性低钙血症和高钾血症。心肺复苏（CPR）的辅助治疗。
作　　用：通过补钙降低心脏的自律性提高心肌细胞的静息电位。
副 作 用：地高辛治疗的患者同时应用本药可因为地高辛和钙离子的联合作用而导致突发室性心律失常。
剂　　量：控制低钙血症：1～15 g/天口服；急需的患者可用 10％葡萄糖酸钙溶液 5～10 ml 静脉注射。
注意事项：500 mg 的葡萄糖酸钙相当于 2.3 mmol 离子钙；每毫升 10％的溶液含 0.45 mmol 离子钙。

Captopril　卡托普利（开博通）

血管紧张素转换酶抑制剂

适 应 证：高血压、充血性心力衰竭和糖尿病肾病的预防。
作　　用：抑制血管紧张素 I 在肺转换为血管紧张素 II。
排　　泄：肾脏（59％）。
副 作 用：低血压、味觉障碍、咳嗽、皮疹、血管性水肿、中性粒细胞减少、蛋白尿和肾功能不全。
剂　　量：开始的试验剂量为 6.25 mg 口服，然后监测血压（BP）4 小时。高血压患者逐渐增加到 25～50 mg 口服，每天 2～3 次。充血性心力衰竭的患者逐渐增加到 25～50 mg 口服，每天 3 次。
注意事项：正在使用保钾利尿剂或正在补钾的患者如应用本药可引起高钾血症。

Celecoxib 塞来昔布（西乐葆）

选择性 COX-2 抑制剂

- 适 应 证：骨性关节炎、类风湿性关节炎和家族性腺瘤息肉病。
- 作　　用：通过抑制环氧化酶-2 的活性来抑制前列腺素的合成。
- 代　　谢：细胞色素 P450 2C9。
- 排　　泄：肝脏代谢。
- 副 作 用：罕见，肝脏功能异常、液体潴留、水肿和胃肠道出血。
- 剂　　量：缓解关节炎的疼痛：100～200 mg 口服，每天 2 次。家族性腺瘤息肉病：400 mg 口服，每天 2 次。
- 注意事项：对阿司匹林过敏者不推荐使用本药。磺胺过敏者不推荐使用本药。可能存在心血管系统副作用。

Chloral Hydrate 水合氯醛

酒精性催眠剂

- 适 应 证：失眠症。
- 作　　用：催眠。
- 副 作 用：胃刺激、皮疹及精神异常。
- 剂　　量：需要时每晚 0.5～1 g 口服/直肠给药。
- 注意事项：肝肾疾病患者避免使用本药。

Chlordiazepoxide 氯氮䓬（利眠宁）

苯二氮䓬类药物

- 适 应 证：焦虑和戒酒。
- 作　　用：苯二氮䓬类镇静和抗焦虑药。
- 代　　谢：肝脏。
- 排　　泄：肾脏。
- 副 作 用：中枢神经系统（CNS）抑制、困倦、共济失调、意识混乱和痒疹。
- 剂　　量：抗焦虑：5～25 mg 口服，每天 3～4 次；戒酒：50～100 mg 肌内注射/静脉注射，需要时每 2～6 小时重复一次，最初 24 小时最大剂量为 500 mg。

注意事项：用药剂量必须个体化。肌内注射后吸收不稳定。拮抗剂是氟马西尼。

Chlorpromazine 氯丙嗪

酚噻嗪类抗精神病和镇吐药

适 应 证：情绪激动、恶心、呕吐和呃逆。
作　　用：多巴胺、组织胺、毒蕈碱和 α_1-肾上腺素受体拮抗剂。
副 作 用：中枢神经系统抑制、低血压、椎体外系症状和黄疸。
剂　　量：轻度激动：25～75 mg/天口服；严重的病例：150 mg 口服或 25～50 mg/天肌内注射，需要时每 3～4 小时重复一次。呃逆、恶心和呕吐：10～15 mg 口服/肌内注射，每 6～8 小时一次。
注意事项：急性情绪激动时，因为氟哌啶醇对血压影响小，故更适于选择该药。

Chlorpropamide 氯磺丙脲

口服降糖药物

适 应 证：非胰岛素依赖性糖尿病（NIDDM）
作　　用：磺酰脲类。刺激胰岛素分泌，增强胰岛素在肝脏的作用，促进糖原的合成，增加肌肉对糖的利用。
代　　谢：肾脏排泄。
副 作 用：低血糖、皮疹、血恶液质、黄疸、低钠血症和水肿。
剂　　量：100～500 mg/天，分 1～2 次口服。
注意事项：该药作用时间长（20～60 小时）；老年人和肾功能损害的患者发生低血糖反应的时间也较长。
与本药联合应用可引起低血糖的药物：非甾体类消炎药、水杨酸盐类、磺胺类、氯霉素、西咪替丁、雷尼替丁、丙磺舒、华法林、单胺氧化酶（MAO）抑制剂、β-受体阻滞剂和二甲双胍。
与本药联合应用可引起高血糖的药物：噻嗪类、利尿剂、皮质激素、甲状腺素制剂、口服避孕药物、苯妥英、拟交感神经药物、钙通道阻滞剂和异烟肼。

Cimetidine 西咪替丁（泰胃美）

H_2 受体拮抗剂

适 应 证：消化性溃疡和胃食管反流病。
作　　用：抑制组织胺引起的胃酸分泌。
代　　谢：肝脏。
排　　泄：肾脏。
副 作 用：男性乳房发育、阳痿、意识混乱、腹泻、白细胞减少、血小板减少和血清肌酐增高。
剂　　量：消化性溃疡：300 mg 口服/静脉注射，每 6～8 小时一次，或每晚 800 mg 口服。胃食管反流病：400 mg 口服，每天 2 次。
注意事项：本药可降低微粒体酶药物代谢速度，如口服抗凝药物、苯妥英和茶碱等。

Clopidogrel 氯吡格雷（波利维）

ADP 结合剂，抑制血小板凝集

适 应 证：动脉硬化性疾病。
作　　用：抑制 ADP 依赖性血小板凝集。
代　　谢：肝脏。
排　　泄：50% 经尿排出，46% 随粪便排出。
副 作 用：罕见，胃肠道出血、中性粒细胞减少和皮疹。
剂　　量：75 mg/天口服。
注意事项：出血的危险与阿司匹林相似。

Codeine 可待因

麻醉止痛药

适 应 证：疼痛、咳嗽和腹泻。
作　　用：麻醉止痛药，抑制延髓咳嗽中枢和降低小肠推进性收缩。
代　　谢：肝脏。
排　　泄：肾脏（90%）。

副 作 用：烦躁不安、易激动、瘙痒、便秘、头晕和嗜睡。
剂 量：止痛：30～60 mg 口服/皮下注射/肌内注射，需要时每 4～6 小时重复一次。镇咳或腹泻：8～30 mg 口服/皮下注射/肌内注射，需要时每 4 小时重复一次。
注意事项：用于轻到中度疼痛；可能会成瘾。

Diazepam　地西泮（安定）

苯二氮䓬类药物

适 应 证：焦虑、癫痫发作和戒酒。
作 用：苯二氮䓬类镇静和抗焦虑药。
代 谢：肝脏（变成有活性代谢产物）。
排 泄：肾脏。
副 作 用：嗜睡、低血压、呼吸抑制和反常激动。
剂 量：焦虑：2～10 mg 口服/肌内注射/静脉注射，每天 2～4 次。癫痫持续状态：2 mg/分静脉注射，直至癫痫发作停止或总计量达 20 mg。戒酒：5～10 mg 静脉注射，注射速度 2～5 mg/分，每 30～60 分钟重复一次，直至患者安静为止。然后，10～20 mg 口服，每天 4 次维持治疗。
注意事项：剂量必须个体化。肌内注射药物吸收不稳定。在紧急情况下可直肠和气管插管内用药。拮抗剂是氟马西尼。

Digoxin　地高辛

洋地黄糖苷

适 应 证：室上性心动过速和充血性心力衰竭。
作 用：减慢房室传导（AV），增强心肌收缩力，增强 Na^+/K^+-ATP 酶抑制因子的功能。
代 谢：肝脏（<10%）。
排 泄：肾脏（80%）。
副 作 用：心律失常、恶心、呕吐和神经精神症状。
剂 量：负荷剂量 0.125～0.5 mg 静脉注射，每 6 小时重复一次，至总量达 1 mg，或 0.125～0.5 mg 口服，每 6 小时重复一次，至总量达 1.5 mg，然后以每天 0.125～0.25 mg 口服/静脉注射维持治疗。有些室上性心动过速需要使用较大剂量的地高辛。
注意事项：老年人和肾功能损害患者应减少剂量；在低钾血症或高钙血症时可引起心律失常。

Diltiazem 地尔硫䓬

钙通道阻滞剂

适 应 证：心绞痛、冠状动脉痉挛和高血压。
作　　用：钙通道阻滞剂和血管扩张剂。
代　　谢：肝脏。
排　　泄：肾脏和胆汁。
副 作 用：一度房室传导阻滞、心动过缓、面部潮红、头晕、头痛、末梢水肿、恶心、皮疹和乏力。
剂　　量：初始剂量 30 mg 口服，每天 3～4 次，逐渐增加至 180～360 mg/天，分次口服。
注意事项：最强抗高血压的作用出现在服药后 14 天。可用控释型制剂。

Diphenhydramine 苯海拉明

抗组织胺类药物

适 应 证：各种过敏反应。
作　　用：抗组织胺和抗胆碱能。
代　　谢：肝脏。
排　　泄：肾脏。
副 作 用：困倦、头晕、口干和尿潴留。
剂　　量：25～50 mg 口服/静脉注射/肌内注射，需要时每 6～8 小时重复一次。
注意事项：与其他药物（如：三环类抗抑郁药物）合用时，抗胆碱能作用可能会增加。

Docusate 多库酯钠

缓泻剂

适 应 证：预防便秘。
作　　用：软化粪便和降低粪便的表面张力。
副 作 用：恶心和味苦。
剂　　量：100 mg 口服，每天 3 次。
注意事项：起效慢，1～2 天可能难以见效。

Dolasetron 多拉司琼

止吐药

适 应 证：预防和治疗术后恶心和呕吐；化疗相关性恶心。
作　　用：选择性 5-羟色胺（5-HT$_3$）受体拮抗剂。
代　　谢：肝脏。
排　　泄：肾脏（66%），粪便（33%）。
副 作 用：头痛、头晕、低血压。
剂　　量：需要时，12.5 mg 静脉注射。
口服剂量：需要时，100 mg 口服。
注意事项：心脏间期延长的患者慎用，尤其是 QTc 间期延长者。电解质紊乱者慎用。

Enalapri 依那普利

血管紧张素转换酶（ACE）抑制剂

适 应 证：高血压和充血性心力衰竭。
作　　用：抑制血管紧张素 I 转换成血管紧张素 II 的酶促反应。
代　　谢：肝脏（变成有活性代谢产物，苯酯丙脯酸酯）。
排　　泄：肾脏。
副 作 用：低血压、头痛、恶心和腹泻。
剂　　量：初始剂量 2.5 mg 口服，监测血压 4 小时。高血压：逐渐增加至 2.5～40 mg/天口服。充血性心力衰竭：逐渐增加至 10～25 mg 口服，每天 2 次。
注意事项：如果患者正在使用保钾利尿剂或接受补钾治疗，可能会引起高钾血症。

Ethacrynic Acid　依他尼酸（利尿酸）

袢利尿剂

适 应 证：充血性心力衰竭和水肿。
作　　用：抑制亨利袢升支对 Na^+ 和 K^+ 的重吸收。
副 作 用：电解质流失、高尿酸血症、高血糖、厌食、恶心、呕吐、腹泻和感音性耳聋。
剂　　量：50 mg 静脉注射 1~2 次。
注意事项：较其他袢利尿剂副作用更多。起效快，口服 30 分钟，静脉注射 5 分钟开始起效。

Famotidine　法莫替丁

H_2 受体拮抗剂

适 应 证：消化性溃疡和胃食管反流病。
作　　用：抑制组织胺引起的胃酸分泌。
代　　谢：肝脏（变成无活性的代谢产物）。
排　　泄：肾脏（70%）。
副 作 用：头痛、头晕、便秘、腹泻、胃肠道不适和皮疹。
剂　　量：急性疾病：40 mg/天口服，或 20 mg 静脉注射，每天 2 次。
　　　　　维持治疗：每晚 20 mg 口服。
注意事项：对微粒体酶和雄激素的阻滞作用影响比西咪替丁小。

Ferrous Sulfate　硫酸亚铁

补铁剂

适 应 证：铁缺乏。
作　　用：补充储存铁。
副 作 用：便秘、恶心、腹泻和腹部痉挛。
剂　　量：325 mg 口服，每天 3 次。
注意事项：300 mg 硫酸亚铁相当于 60 mg 铁。可使大便变成黑色。空腹用药的同时，服用维生素 C（200 mg 维生素 C/30 mg

铁）可增加此药胃肠的吸收。经补铁治疗红细胞比容正常 4～6 个月后，铁储存也难以完全补充正常。

Flumazenil　氟马西尼

苯二氮䓬类拮抗剂

适 应 证：逆转苯二氮䓬类药物引起的镇静作用。
作　　用：苯二氮䓬类受体拮抗剂。
代　　谢：肝脏。
排　　泄：肾脏。
副 作 用：癫痫发作、头痛、血管扩张、恶心、呕吐、兴奋、头晕、视觉异常和感觉异常。
剂　　量：逆转镇静作用：0.2 mg 静脉注射，注射时间大于 15 秒；必要时，每 60 秒递增 0.2 mg 重复注射一次，至最大剂量 1 mg。治疗苯二氮䓬类药物过量：0.2 mg 静脉注射，注射时间大于 30 秒；必要时，30 秒后可再静脉注射 0.3 mg；需要时可每 30 秒追加 0.5 mg，至最大剂量 3 mg。
注意事项：三环类抗抑郁药过量患者避免使用本药。不能逆转苯二氮䓬类药物引起的呼吸抑制。密切注意事项苯二氮䓬类药物引起的镇静和呼吸抑制症状的改善情况。

Fursemide　呋塞米

袢利尿剂

适 应 证：充血性心力衰竭、水肿、高钾血症和高钙血症。
作　　用：抑制亨利袢升支 Na^+ 和 CL^- 的重吸收。
代　　谢：肝脏。
排　　泄：肾脏。
副 作 用：电解质流失、高尿酸血症、高血糖和可逆性耳聋。
剂　　量：急性肺水肿：20～40 mg 口服/静脉注射，需要时每 60～90 分钟重复给药一次，至最大量 600 mg/天。严重疾病或肾功能衰竭患者可能需要更大剂量。
注意事项：袢利尿剂口服吸收好，起效快。

Haloperidol　氟哌啶醇

抗精神病药物

- 适 应 证：精神性疾病和急性精神激动。
- 作　　用：抑制精神的丁酰苯类抗精神病药物。
- 副 作 用：椎体外系反应、体位性低血压、嗜睡、溢乳、黄疸、视力模糊、支气管痉挛和抗精神病药恶性综合征。
- 剂　　量：0.5～2mg 口服，每天3次。急性精神疾病：2～10mg 肌内注射，需要时每小时一次。
- 注意事项：与酚噻嗪类相比，椎体外系副作用更明显，但低血压较少见。

Heparin Sodium　肝素钠

抗凝剂

- 适 应 证：预防和治疗深静脉血栓形成（DVT）、肺栓塞、栓塞性脑卒中（CVA）。不稳定性心绞痛和溶栓的辅助治疗。
- 作　　用：激活抗凝血酶Ⅲ（ATⅢ），ATⅢ能灭活多个激活的凝血因子。抗凝血酶作用。
- 代　　谢：肝脏。
- 排　　泄：肾脏。
- 副 作 用：出血和血小板减少。
- 剂　　量：DVT 或肺栓塞：负荷量5000～10 000单位静脉注射，继之，1000～2000单位/小时连续静脉输注。

  小剂量皮下注射：5000单位，每8～12小时给药一次。

  大剂量皮下注射：10 000～12 500单位，每8～12小时给药一次。逐渐增加至部分凝血活酶时间（PTT）达到预期值（一般为正常上限的1.5～2倍）。
- 注意事项：密切监测部分凝血活酶时间（PTT）。凝血酶原时间（PT）也延长。过度肝素化用硫酸鱼精蛋白来中和。通常剂量为：1mg 硫酸鱼精蛋白/100单位肝素，缓慢静滴。

Hydralazine 肼屈嗪（肼苯达嗪）

动脉血管扩张剂

适 应 证：高血压。
作　　用：动脉血管扩张剂。
代　　谢：肝脏。
副 作 用：心动过速、头痛、血液系统异常、恶心、呕吐、腹泻、大剂量时（大于 200 mg/天）可出现系统性红斑狼疮（SLE）样反应。
剂　　量：10～25 mg 口服，每 6 小时一次。20～40 mg 静脉注射/肌内注射，需要时每 3～6 小时重复给药一次。
注意事项：对静脉作用非常小，故很少出现体位性低血压。冠心病患者使用时，需密切监测。

Hydrochlorothiazide 氢氯噻嗪（双氢克尿噻）

噻嗪类利尿剂

适 应 证：高血压、充血性心力衰竭、和水肿。
作　　用：阻滞亨利袢皮质稀释段 Na^+ 和 CL^- 的重吸收。
排　　泄：肾脏。
副 作 用：电解质流失、高尿酸血症、高血糖、高钙血症、胰腺炎、黄疸、恶心、呕吐和腹泻。
剂　　量：12.5～50 mg/天口服。
注意事项：长期用本药治疗时需补充足量的钾。

Hydrocortisone 氢化可的松

皮质类固醇

适 应 证：严重的支气管痉挛、过敏反应、高钙血症和肾上腺皮质功能不全。
作　　用：抗炎作用。
副 作 用：Na^+ 潴留、高血糖、和 K^+ 流失，行为异常。
剂　　量：250 mg 静脉注射，继之，100 mg 静脉注射，每 6 小时一次。

注意事项：全身真菌感染时禁用本药。

Hydroxyzine 羟嗪（安泰乐）

抗组织胺和止吐剂

适 应 证：焦虑、瘙痒症、恶心和呕吐。
作　　用：抑制皮层下中枢神经系统的活动。
代　　谢：肝脏。
副 作 用：困倦、口干和震颤。
剂　　量：焦虑：50～100 mg 口服/肌内注射，每天 4 次；瘙痒症或恶心：25～100 mg 口服/肌内注射，每天 3～4 次。
注意事项：可能会增加其他中枢神经系统镇静剂的镇静作用。

Ibuprofen 布洛芬

非甾体类抗炎药

适 应 证：由关节炎、软组织损伤引起的炎症和止痛治疗。
作　　用：丙酸衍生物。抑制前列腺素的合成。
代　　谢：肝脏。
排　　泄：肾脏。
副 作 用：恶心、腹泻、胃痛、胃糜烂、头晕、头痛、耳鸣和视力改变。肾损害患者可能会使病情加重。阿司匹林过敏、鼻息肉和支气管痉挛患者禁用。
剂　　量：止痛：200 mg 口服，每天 3～4 次；抗炎：200～400 mg 口服，每天 3～4 次。
最大剂量：3200 mg/天。
注意事项：许多零售药店都备有此药。接受抗凝药物治疗者慎用本药。

Indomethacin 吲哚美辛（消炎痛）

非甾体类消炎药

适 应 证：由关节炎、急性痛风和软组织损伤引起的炎症以及心包炎。

作　　用：吲哚乙酸的衍生物。抑制前列腺素的合成。
代　　谢：肝脏。
排　　泄：肾脏。
副 作 用：头痛、眩晕、头晕和上腹痛。肾功能损害患者可能会使病情加重。阿司匹林过敏、鼻息肉和支气管痉挛患者禁用。
剂　　量：25～50 mg 口服，每天 3 次。
最大剂量：150～200 mg/天。
注意事项：该药可增加抗凝治疗患者出血的风险。饭后服用可减少胃肠道不适。

Insulin 胰岛素

降血糖药

适 应 证：糖尿病。
作　　用：增加肝糖原的储存，加快葡萄糖和钾进入细胞，抑制蛋白质和脂肪的分解。
副 作 用：低血糖、局部皮肤反应和脂肪增多。
剂　　量：用药剂量必须个体化（见第 14 章）。
注意事项：重新合成人胰岛素较动物源性胰岛素免疫源性小。

Isosorbide Dinitrate 硝酸异山梨酯（消心痛）

血管扩张剂

适 应 证：心绞痛和充血性心力衰竭。
作　　用：静脉、冠状动脉和动脉血管扩张剂。
副 作 用：头痛、低血压和面色潮红。
剂　　量：5～30 mg 口服，每天 4 次。
注意事项：长期连续使用可发生耐受性。

Labetalol 拉贝洛尔

α_1-受体和 β-受体阻滞剂

适 应 证：高血压急症。
作　　用：在急诊应用时 α_1-受体阻滞作用为主，但同时伴有 β-受体阻滞作用。
代　　谢：肝脏。
排　　泄：肾脏。
副 作 用：体位性低血压、支气管痉挛、黄疸、心动过缓和负性肌力作用。哮喘或严重心动过缓患者禁用。
剂　　量：20 mg 静脉注射，每 10～15 分钟 1 次。逐渐增加用药剂量（如：20 mg、20 mg、40 mg、40 mg），每 10 分钟 1 次，直至取得预期的卧位血压值。也可以选择开始以 2 mg/分持续静脉滴注，逐渐加量直至达到预期的降压效果，一天最大剂量可达 2400 mg。
注意事项：禁用 β-受体阻滞剂者禁止使用本药。

Levodopa-Carbidopa　左旋多巴-卡比多巴（信尼麦）

多巴胺激动剂

适 应 证：帕金森氏病。
作　　用：左旋多巴在基底节转换成多巴胺。卡比多巴抑制末梢左旋多巴的降解。
副 作 用：厌食、恶心、呕吐、腹痛、心律失常、行为改变、体位性低血压和不自主运动。
剂　　量：开始每天 2 次，每次 1 片（100 mg/10 mg）口服。逐渐增加剂量至达到预期的治疗效果。每天最大剂量可达 8 片（800 mg/8 mg）。
注意事项：副作用常见。

Lidocaine　利多卡因

IB 类抗心律失常药物

适 应 证：室性心律失常的预防和治疗。
作　　用：延长心室传导的有效不应期。降低心室自律性。
代　　谢：肝脏。
排　　泄：肾脏。
副 作 用：恶心、呕吐、低血压、意识混乱、癫痫发作、味觉异常、困倦和头晕。

剂　　量：负荷量：1 mg/kg 体重，静脉注射时间大于 2～3 分钟；继之，50 mg 静脉注射，每 5～10 分钟 1 次，至总剂量达 300 mg。
维持量：1～4 mg/分连续静脉滴注。
预防性用药：负荷量：200 mg 静脉注射，以每 5 分钟追加 50 mg 的方式注射，继之，3 mg/分维持静脉滴注。
注意事项：老年人或充血性心力衰竭患者、肝功衰竭患者或低血压者维持剂量略低于上述剂量。

Lorazepam　劳拉西泮

苯二氮䓬类药物

适 应 证：失眠和焦虑。
作　　用：苯二氮䓬类镇静-安眠药。
代　　谢：肝脏。
排　　泄：肾脏。
副 作 用：嗜睡和呼吸抑制。
剂　　量：催眠：每晚 0.5～1 mg 口服/肌内注射。
抗焦虑：1 mg 口服/肌内注射，每天 2 次。
最大剂量：4 mg/次。
注意事项：作用的高峰时间在用药后 1～6 小时。拮抗剂为氟马西尼。

Mannitol　甘露醇

渗透性利尿剂

适 应 证：外周水肿、脑水肿及溶血性输血反应。
作　　用：渗透性利尿。
排　　泄：肾脏。
副 作 用：容量超负荷、高渗透压、低钠血症、恶心和头痛。
剂　　量：试验剂量：12.5 g 静脉滴注，给药时间大于 3～5 分钟；2 小时内可见疗效。25～100 g 静脉滴注，给药时间大于 15～30 分钟，需要时每 2～3 小时重复给药 1 次。

注意事项：需要检查肾功能，肾功能衰竭者禁用；注意监测电解质。

Meperidine　哌替啶（杜冷丁，美吡利啶）

麻醉止痛药

适 应 证：中度到重度疼痛。
作　　用：麻醉止痛药。
代　　谢：肝脏。
排　　泄：肾脏。
副 作 用：呼吸抑制、低血压、恶心、呕吐、便秘、亢奋和皮疹。
剂　　量：50～150 mg 皮下注射/肌内注射/口服，每 4 小时 1 次。
注意事项：60～80 mg 杜冷丁（皮下/肌内注射/口服）相当于 10 mg 吗啡（皮下/肌内注射）；通常辅以镇吐药物。拮抗剂为纳洛酮。注意可能会成瘾。

Mesalamine　美沙拉嗪

缓释柳氮磺胺吡啶，抗炎药

适 应 证：炎症性肠病。
作　　用：肠道抗炎药，抑制前列腺素的合成。
代　　谢：被肠黏膜乙酰化。
排　　泄：72％经粪便排泄（不吸收），28％经肾脏排泄。
副 作 用：轻微头痛、胃肠道不适、腹泻和乏力。
剂　　量：400～800 mg 口服，每天 3 次。
注意事项：可引起肝功能异常。

Metaproterenol　奥西邦林（间羟异丙肾上腺素，硫酸异丙喘宁）

β_2-肾上腺素能受体激动剂

适 应 证：由于哮喘、支气管炎或慢性阻塞性肺病（COPD）引起的支气管痉挛。
作　　用：β_2-肾上腺素能受体激动剂。

代　　谢：肝脏。3%的气雾剂被身体吸收。
副 作 用：头痛、心动过速、高血压、头晕、眩晕、震颤、心悸、恶心和呕吐。
剂　　量：0.2～0.3 mg 溶于 3 ml 生理盐水中喷雾吸入，需要时每 4 小时重复喷吸 1 次。
　　　　　严重急性支气管痉挛：开始时每 3～5 分钟喷吸 1 次。
注意事项：可与沙丁胺醇交替使用。

Metformin 二甲双胍（格华止）

降血糖药

适 应 证：非胰岛素依赖性糖尿病（NIDDM）单独应用或与磺脲类降糖药联合应用。
作　　用：降低肝脏葡萄糖的产生，减少肠道对葡萄糖的吸收，增加外周组织摄取和利用葡萄糖。
排　　泄：肾脏。
副 作 用：乳酸性酸中毒、腹泻、恶心、呕吐、腹胀、胃肠胀气和厌食。
剂　　量：用药剂量必须个体化。开始时 500 mg 口服，每天 2 次；逐步增加剂量至血糖控制在理想水平，每天最大量为 2500 mg。
注意事项：低血糖反应不如磺脲类降糖药物常见。

Metolazone 美托拉宗

喹唑啉类利尿剂

适 应 证：高血压、充血性心力衰竭、水肿和某些类型的肾功能衰竭。
作　　用：阻滞亨利袢皮质稀释段对钠离子和氯离子的重吸收。
排　　泄：肾脏。
副 作 用：电解质流失、高尿酸血症、高血糖和低镁血症；无尿患者禁用。
剂　　量：2.5～10 mg/天口服。
注意事项：与噻嗪类利尿剂的特性类似，但比双氢克尿塞作用时间长；用药期间要监测电解质的变化。当与呋塞米合用时，有叠加利尿作用。

Midazolam 咪达唑仑

苯二氮䓬类

适 应 证：外科手术或诊断性操作前的镇静。
作　　用：苯二氮䓬类镇静催眠药。
副 作 用：嗜睡、反常性激动和呼吸抑制。
剂　　量：诱导麻醉剂量：需要时 0.2~0.35 mg/kg 体重静脉注射，静脉给药时间应大于 20~30 秒。老年人和已经使用其他镇静药者应减少给药剂量。
注意事项：为避免出现呼吸抑制和低血压等并发症，应缓慢静脉注射。用药时应密切注意呼吸系统并发症的发生。拮抗剂为氟马西尼。

Misoprostol 米索前列醇（喜克溃）

合成性前列腺素 E1 类似物

适 应 证：非甾体类消炎药相关性胃溃疡的预防。
作　　用：抑制胃酸的分泌和保护胃粘膜细胞。
排　　泄：肾脏（80%）
副 作 用：腹泻、腹痛、恶心、头痛、胃肠胀气和消化不良。
剂　　量：0.1~0.2 mg 口服，每天 4 次，餐前服用。
注意事项：妊娠妇女禁用。

Morphine Sulfate 硫酸吗啡

麻醉性镇痛药

适 应 证：中度到重度疼痛和肺水肿。
作　　用：麻醉性镇痛药和扩张内脏静脉血管。
代　　谢：肝脏。
排　　泄：肾脏（90%）和胆汁（7%~10%）。
副 作 用：呼吸抑制、低血压、嗜睡、恶心、呕吐和便秘。
剂　　量：肺水肿或冠状动脉缺血引起的胸痛：2~4 mg 静脉注

射，每5～10分钟1次，至最大剂量为10～12 mg。
疼痛：2～15 静脉注射/肌内注射/皮下注射，需要时每4小时重复注射1次。

注意事项：10 mg吗啡（肌内注射/皮下注射）相当于60～80 mg杜冷丁（肌内注射/皮下注射/口服）；常辅以镇吐药。可能会成瘾。拮抗剂为纳洛酮。

Naloxone Hydrochloride 盐酸纳洛酮

麻醉药拮抗剂

适应证：逆转麻醉药的作用。
作　用：麻醉剂受体拮抗剂。
代　谢：肝脏。
排　泄：肾脏。
副作用：恶心、呕吐和使麻醉药成瘾者出现脱瘾综合征。
剂　量：0.2～2 mg 静脉注射/肌内注射/皮下注射，每5分钟1次，至最大剂量10 mg。
注意事项：比大多数麻醉药作用时间短。密切观察麻醉药引起症状的复发情况，必要时再次给予纳洛酮治疗。在急诊情况下，可通过气管插管给药。

Naproxen 萘普生

非甾体类消炎药

适应证：由于关节炎、软组织损伤引起的炎症和心包炎。
作　用：丙酸衍生物；干扰前列腺素的合成。
代　谢：肝脏。
排　泄：肾脏。
副作用：头痛、眩晕、头晕和上腹部疼痛。肾功能损害的患者使用本药可使病情加重。阿司匹林过敏者、鼻息肉和支气管痉挛患者禁用。
剂　量：250 mg 口服，每天2次。
最大剂量：1250 mg/天。
注意事项：接受抗凝治疗的患者慎用本药。

Nifedipine 硝苯地平（心痛定）

钙通道阻滞剂

适 应 证：心绞痛、冠状动脉痉挛和高血压。
作　　用：钙通道阻滞剂和血管扩张剂。
代　　谢：肝脏。
排　　泄：肾脏（80%）。
副 作 用：低血压、面色潮红、头晕、头痛和外周水肿。
剂　　量：10～30 mg 口服，每天 3 次。
最大剂量：180 mg/天。
注意事项：心痛定引起的水肿是由于血管扩张和对利尿剂治疗无反应所致。低血压通常单用补液治疗效果差，需使用血管收缩药。心痛定对外周血管的作用比维拉帕米和地尔硫䓬强。

Nitroglycerin 硝酸甘油

血管扩张剂

适 应 证：心绞痛和充血性心力衰竭。
作　　用：静脉、冠状动脉和动脉血管扩张。
代　　谢：肝脏。
排　　泄：肾脏。
副 作 用：头痛、低血压和面色潮红。
剂　　量：片剂舌下含服（SL）0.15～0.6 mg，每 3～5 分钟 1 次。
　　　　　气雾剂：舌下或口腔喷药 1～2 下，每 3～5 分钟重复 1 次，最大剂量：3 次喷雾/15 分钟。
　　　　　透皮贴剂：0.2 mg/小时，逐渐增加至 0.4 mg/小时；贴剂每贴 10～12 小时，取下 12～14 小时，以避免产生耐受。
　　　　　透皮乳膏：每 4～8 小时涂 1.27～10.16 cm，轮番涂抹身体的皮肤。
　　　　　口服（控释剂）：2～9 mg 口服，每天 3 次。

静脉注射：0～3 μg/kg 体重·分，根据血压调整滴速。
注意事项：硝酸酯类随着给药时间的延长可产生耐受性；用药剂量必须个体化。

Omeprazole 奥美拉唑

H^+/K^+-ATP 酶抑制剂

适 应 证：活动性消化性溃疡、胃食管反流性疾病、重度糜烂性食管炎和胃酸高分泌状态。
作　　用：胃酸分泌泵抑制剂。
排　　泄：肾脏（77%），其余经胆汁排泄。
副 作 用：头痛、腹泻、腹痛、恶心、呕吐、皮疹和头晕。
剂　　量：溃疡、反流性疾病和食管炎：20 mg/天口服。
　　　　　胃酸高分泌状态：开始 60 mg/天口服，可逐渐增加至 120 mg，每天 3 次，直至达到理想的治疗结果。
注意事项：不推荐长期维持治疗。

Oxazepam 奥沙西泮（去甲羟安定）

苯二氮䓬类

适 应 证：失眠和焦虑。
作　　用：苯二氮䓬类镇静-催眠药。
副 作 用：嗜睡、呼吸抑制和意识混乱。
剂　　量：催眠：需要时每晚 10～30 mg 口服。抗焦虑：30～100 mg/天分次口服。
注意事项：最佳效果出现在用药后 1～4 小时；持续时间相对较短。拮抗剂为氟马西尼。

Phenazopyridine 非那吡啶

尿路镇痛药

适 应 证：膀胱炎和尿道炎。
作　　用：对炎症性尿道黏膜起镇痛作用。
排　　泄：肾脏。
副 作 用：分泌物（包括：尿液、眼泪和精液）呈橘黄色；恶心、头痛、皮疹和瘙痒。
剂　　量：需要时 200 mg 口服，每天 3 次，饭后服用。
注意事项：无抗菌作用；可使隐形眼镜镜片变色。

Phenytoin　苯妥英（大伦丁）

抗惊厥剂

适　应　证：癫痫发作的预防和治疗。
作　　用：抗惊厥和降低 Na^+ 在脑细胞膜上的跨膜转运。
代　　谢：在治疗剂量时，苯妥英在肝脏以零级药代动力学进行代谢（单位时间内药物以固定的量进行代谢）。
长期用药时，较小的剂量变化可引起该药较大血清浓度改变；药物引起微粒体酶活性的变化，会引起血清药物水平很大的改变。
排　　泄：肾脏。
副 作 用：低血压、心律失常、共济失调、眼球震颤、发音困难、肝毒性、牙龈肥大、多毛症、巨细胞性贫血、淋巴结病、发热和皮疹。
剂　　量：癫痫持续状态：18 mg/kg 体重，溶于生理盐水中静脉注射，负荷量以 25～50 mg/分的速度给药，继之，每天 300 mg 口服/静脉注射维持治疗。
注意事项：用药剂量必须个体化；要追踪血清药物浓度。肌内注射药物吸收不稳定。突然停药可使癫痫发作。

Phytonadione　维生素 K_1

维生素补充剂

适　应　证：补充维生素缺乏和逆转华法林的抗凝作用。
作　　用：维生素 K 是肝脏合成凝血因子 Ⅱ、Ⅶ、Ⅸ 和 Ⅹ 的必需物质。
副 作 用：皮下或肌内注射时局部出现血肿。
剂　　量：逆转抗凝剂过量：2.5～5 mg 口服/皮下注射/肌内注射。
全胃肠外营养（TPN）补充维生素：2.5 mg 肌内注

射,每周 1 次。
注意事项:因为可出现低血压和过敏,故本药避免静脉注射。因华法林治疗引起严重出血者最好用输注新鲜冰冻血浆治疗。维生素 K 对抗连续应用华法林引起的副作用需要几天时间。

Potassium 钾(氯化钾)

补钾剂

适 应 证:低钾血症。
作　　用:补充钾。
副 作 用:恶心、呕吐、腹泻、腹部不适和高钾血症。
剂　　量:预防:24～40 mEq/天。治疗:60～120 mEq/天。
注意事项:肾功能损害、接受保钾利尿剂治疗和血管紧张素转换酶抑制剂的患者有出现高钾血症的危险。

Procainamide 普鲁卡因酰胺

IA 类抗心律失常药

适 应 证:房性和室性心律失常。
作　　用:降低心房和心室传导组织最大除极速率。
代　　谢:肝脏。
排　　泄:肾脏。
副 作 用:低血压、厌食、恶心、呕吐、心脏传导阻滞、致心律失常、皮疹、发热、系统性红斑狼疮样综合征和关节痛。
剂　　量:负荷量 1 g 口服,继之,250～500 mg 口服,每 3 小时 1 次。
　　　　　缓释剂:可每 12 小时给药 1 次。
　　　　　致命性快速心律失常:100 mg 静脉注射,注射时间大于 2 分钟,可重复给药直至心律失常得到控制或达到最大量 1 g;继之,2～4 mg/分维持静脉滴注。
注意事项:除了无阿托品样作用外,其余作用与喹尼丁类似。与普鲁卡因有交叉过敏现象。

Prochlorperazine 丙氯拉嗪

酚噻嗪类

- 适 应 证：躁狂、恶心和呕吐。
- 作   用：多巴胺、组织胺、毒蕈碱和 β1-肾上腺素能受体拮抗剂。
- 代   谢：肝脏，存在肠肝循环。
- 排   泄：肾脏。
- 副 作 用：困倦、头晕、闭经、视力模糊、皮肤反应、低血压、椎体外系反应、黄疸、迟发性运动障碍和精神安定类药物恶性综合征。
- 剂   量：恶心：5～10 mg 口服/肌内注射，需要时每 6～8 小时给药 1 次；或 2.5～10 mg 静脉注射，需要时每 6～8 小时给药 1 次。
- 注意事项：椎体外系症状可用苯海拉明治疗。

Promethazine 异丙嗪（非那根）

酚噻嗪类

- 适 应 证：嗜睡、抗焦虑、恶心和呕吐。
- 作   用：抗组织胺和抗胆碱能作用。
- 代   谢：肝脏。
- 排   泄：肾脏和粪便。
- 副 作 用：椎体外系症状、困倦、头晕、便秘、口干和尿潴留。
- 剂   量：25～50 mg 口服/直肠给药/肌内注射，需要时每 4～6 小时给药 1 次。12.5～25 mg 静脉注射，需要时每 4～6 小时给药 1 次。
- 注意事项：该药可增加其他药物（如：三环类抗抑郁药物）的抗胆碱作用。

Propranolol　普萘洛尔（心得安）

非特异性β-受体阻滞剂

- 适 应 证：心绞痛、心肌梗死后室上性心动过速的治疗、高血压和甲状腺功能亢进症。
- 作　　用：非特异性β-受体阻滞。
- 代　　谢：肝脏。
- 排　　泄：肾脏（<1%）。
- 副 作 用：低血压、心动过缓、支气管痉挛、充血性心力衰竭、恶心、呕吐、疲乏、多梦和掩盖低血糖症状。
- 剂　　量：10～80 mg 口服，每天 2～4 次。开始低剂量，逐渐调整至最佳疗效。
- 注意事项：突然停药可引起冠心病患者出现心绞痛症状。用药剂量必须个体化。

Protamine Sulfate　硫酸鱼精蛋白

肝素拮抗剂

- 适 应 证：逆转肝素的抗凝作用。
- 作　　用：与肝素结合，并灭活肝素的活性。
- 副 作 用：低血压、心动过缓和面色潮红。
- 剂　　量：1 mg/100 mg 肝素；缓慢静推，50 mg 静推不少于 10 分钟。
- 注意事项：因为该药还具有抗凝特性，故用药过量可使出血加重；影响是一过性的。

Quinine Sulfate　硫酸奎宁

抗疟药物

- 适 应 证：夜间腿痛性痉挛。
- 作　　用：增加肌肉的不应期，降低运动终板的兴奋性，影响肌纤维内钙的分布。
- 副 作 用：恶心、视力下降、溶血性贫血和血小板减少。
- 剂　　量：需要时每晚 300 mg 口服。

注意事项：此剂量只是治疗疟疾剂量的十分之一，故很少出现副作用。

Ranitidine 雷尼替丁（善得胃）

H_2-受体拮抗剂

适 应 证：消化性溃疡和胃食管反流病。
作　　用：抑制组织胺引起的胃酸分泌。
代　　谢：肝脏。
排　　泄：肾脏（30%的口服剂量，70%的静脉滴注剂量）。
副 作 用：黄疸、男子乳房发育、头痛、意识混乱和白细胞减少。
剂　　量：急性症状：50 mg 静脉注射，每 8 小时 1 次；150 mg 口服，每天 2 次；300 mg 口服每晚 1 次。
　　　　　维持治疗：每晚 150 mg 口服。
注意事项：总体耐受性良好；对微粒体酶的影响和男性激素的阻滞作用不如西米替叮明显。

Retinol 维生素 A

补充维生素

适 应 证：维生素 A 缺乏
作　　用：维生素 A 是眼视紫红质合成过程和维持上皮细胞的完整性的必需物质。
代　　谢：脂溶性维生素，在肝脏储存，通过粪便排泄。
副 作 用：过量可出现疲劳、不适、嗜睡、腹部不适、食欲减退、恶心、易怒、头痛和皮肤改变。
剂　　量：100 000～500 000 单位/天，口服/肌内注射，连续 3 天；继之，50 000 单位/天，口服/肌内注射，连续用药 2 个月。
注意事项：能促进类固醇依赖患者伤口的愈合。

Sodium Polystyrene Sulfonate 聚磺苯乙烯

阳离子交换树脂

适 应 证：高钾血症。
作　　用：不吸收性阳离子交换树脂。
副 作 用：恶心、呕吐、胃刺激和钠潴溜。
剂　　量：15～30 g 加入 50～100 ml 的生理盐水（或 20％山梨醇）中口服，每 3～4 小时 1 次；或 50 g 加入 200 ml 20％的山梨醇（或 20％的葡萄糖）中灌肠 30～60 分钟。
注意事项：每口服 15 g 树脂所含的 20 mEq 的钠离子可交换 20 mEq 的钾离子。钙离子和镁离子也可进行离子交换。离子交换树脂的疗效差异很大。

Spironolactone 安体舒通

醛固酮拮抗剂和利尿剂

适 应 证：腹水、水肿、高血压和高醛固酮血症。
作　　用：醛固酮拮抗剂。
代　　谢：肝脏（变成多种有活性的代谢产物）。
排　　泄：肾脏大于胆汁。
副 作 用：低钠血症、男子乳房发育、意识混乱和头痛。
剂　　量：50～100 mg/天口服（根据需要可将其分为 4 次服用）。在高醛固酮血症时可能需要的剂量更大。
注意事项：在高醛固酮血症时疗效最好。治疗高血压时与噻嗪类利尿剂效果相同。

Sucralfate 硫糖铝

硫酸二糖

适 应 证：消化性溃疡的预防和治疗。
作　　用：形成粘附于溃疡的复合物，起到防止胃酸损害的屏障作用。
排　　泄：粪便，不吸收。

副 作 用：罕见，便秘、恶心、胃部不适、瘙痒、皮疹、头晕、头痛、失眠和眩晕。
剂　　量：1g 口服，每天4次。
注意事项：可能会影响许多药物的吸收和疗效，其中包括：西米替叮、环丙沙星、地高辛、酮康唑、氟哌酸、苯妥英、雷尼替丁、四环素和茶碱。本药含有铝，肾功能损害者慎用。

Sumatriptan Succinate 舒马普坦

适 应 证：间断性发作的偏头痛。
作　　用：选择性5-羟色胺样受体激动剂。该药使血管收缩，特别是使偏头痛患者扩张的颈动脉循环收缩。
副 作 用：可引起冠状动脉痉挛。冠心病患者、应用麦角生物碱、单胺氧化酶抑制剂者、未控制的高血压患者及偏瘫性偏头痛患者禁用。面部潮红、头晕、周身发热的感觉、不适、疲乏、眩晕、恶心和呕吐。
剂　　量：6 mg 皮下注射 或 100 mg 口服。如果初始剂量取得了部分或完全缓解，可另外再重复给药1次。每天最大量口服不超过300 mg。如果初始剂量无效，就无需再重复给药。
注意事项：皮下注射法用药后15分钟达到峰浓度，口服0.5～5小时达到峰浓度，鼻喷给药也有效。

Thiamine 维生素 B_1

维生素补充剂

适 应 证：维生素 B_1 症和预防沃尼克（Wernicke）脑病。
作　　用：补充水溶性维生素 B_1。
副 作 用：静脉注射时可能发生低血压或过敏性休克。
剂　　量：100 mg/天，口服/肌内注射/静脉注射，连用3天。如静脉注射给药，注射时间应大于5分钟。
注意事项：口服吸收良好；即使在急诊情况下，也可口服用药。

Verapamil 维拉帕米

钙通道阻滞剂

适 应 证：心绞痛和室上性心动过速，高血压和左室舒张功能障碍。
作　　用：钙通道阻滞剂和抑制房室传导。
代　　谢：肝脏。
排　　泄：肾脏（70%）和粪便。
副 作 用：充血性心力衰竭、心动过缓、低血压、头痛、头晕和便秘。
剂　　量：心绞痛和高血压：80～120 mg 口服，每天 3 次。
　　　　　室上性心动过速：5～10 mg 静脉注射，静脉用药时需进行心电监护。
注意事项：葡萄糖酸钙 1～2 g 静脉注射可逆转该药的负性肌力作用和低血压，但不能改善房室传导阻滞。

Warfarin 华法林

口服抗凝剂

适 应 证：深静脉血栓形成（DVT）、肺栓塞和栓塞性脑卒中。
作　　用：抑制维生素 K 依赖性凝血因子的活性。
代　　谢：肝脏和微粒体。
排　　泄：肾脏。
副 作 用：出血、恶心、呕吐、皮肤坏死、发热和皮疹。
剂　　量：10 mg/天口服，连续 2 天，然后，根据凝血酶原时间估计维持量在 5～7.5 mg/天口服。
注意事项：为维持凝血酶原时间在预期的范围内，用药剂量必须个体化。许多药物可与华法林相互作用增加或减低其疗效。应一直密切注意患者新增药物与华法林之间的相互作用。新鲜冰冻血浆是逆转华法林相关性出血的最佳选择。如果不需要继续华法林治疗，可使用维生素 K。

（李桂玲译　白若梅校）